# 医師による面接指導マニュアル ①

## 高ストレス者編

JN057333

# はじめに

　本書は、ストレスチェックにより「高ストレス者」として選定された労働者への、医師による面接指導や、産業保健スタッフ等によるフォローアップのしかたを解説したものです。

　ストレスチェックは、ただ検査をするだけでは意味がありません。検査結果に応じて事後に適切なフォロー等を行うことで有意義な効果をもたらすことは、既にこれまでのストレスチェック研究でも明らかになってきています。

　ストレスチェックの検査実施後のアクションには、大きく分けて「面接指導」と「職場環境改善」の二つがあります。本書が対象とするのは前者です。ストレスチェックの実施フローの中での本書の守備範囲を次ページの図に示しました。

　さて、ストレスチェックの結果、高ストレス者として選定された労働者のうち、医師による面接指導を受ける人の割合はおよそ１割と言われています。面接指導を希望しない、受けない人が大半を占めます。面接指導を希望しない理由には「仕事が忙しい」「メンタルヘルスや体調に不調があると会社の人に思われたくない」など、いろいろなことが考えられます。だからといって、高ストレス状態が続きそれを放置すれば、いずれ心や体になんらかの悪影響が及びますので、けっして放っておくことはできません。労働者が自分自身の健康状態をより正確に理解し、適切な対処行動を行うように促すことが大切です。この点が本書のポイントの一つになります。

　一方、医師による面接指導を希望した（申し出た）労働者を前に、どのような手順で面接指導を進め、どのようなことに留意すべきか、また面接指導の後の事後措置はどのように進めれば良いのか、という声が現場から少なからず聞こえてきます。この点が本書のもう一つのポイントとなります。

□　　　　□　　　　□　　　　□　　　　□

　本書のベースは、平成 30 年度〜令和２年度の厚生労働省労災疾病臨床研究事業費補助金「医学的知見に基づく裁量労働を含む長時間労働者に対する適切な面接指導実施のためのマニュアルの作成に関する研究」（研究代表者：堤明純）による研究成果と、その研究成果をもとに作成された冊子です。本書では、この研究で得られたエビデンスをもとに、高ストレス者への医師による面接指導や対応の経験がそれほど豊富ではない産業医や産業保健スタッフにも理解していただけるように、具体的な手順とともに、実務に活用できる各種チェックシートなども収録し、わかりやすく解説しています。

　本書を活用し、円滑かつ充実した面接指導等の実施にお役立ていただければと思います。

2024 年 2 月

堤　明純

## ■ ストレスチェックと面接指導の実施に係る流れ

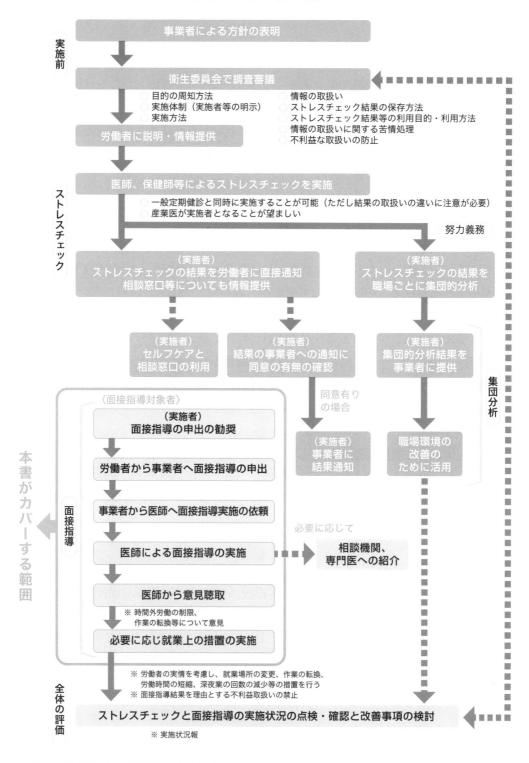

出典：厚生労働省労働基準局安全衛生部 労働衛生課産業保健支援室「労働安全衛生法に基づくストレスチェック制度実施マニュアル」（令和3年2月改訂）P10図を一部改変

# ■ 目次 ■

**第Ⅲ章**　こんなときはどうする？　面接指導Q&A ……… 63

# 序

## 高ストレス者対応の4つの機会

# 高ストレス者対応の４つの機会

高ストレス者（対象者）に対応する機会には以下の４つがあります。

1. ストレスチェック実施者から対象者への意向確認
2. 自己対応（セルフケア）のための資料の提供
3. 産業保健スタッフ（保健師、看護師、カウンセラーなど）による相談対応
4. 就業上の配慮に関する面接指導
   ※ 就業上の配慮の見直しのための（医師による）面接

　１〜３のパートが医師による面接指導の実施を希望していないが適切な対処行動を促すための手法、４のパートが医師による面接指導と事後措置の進め方になります（下図参照）。以下、順に見ていきましょう。

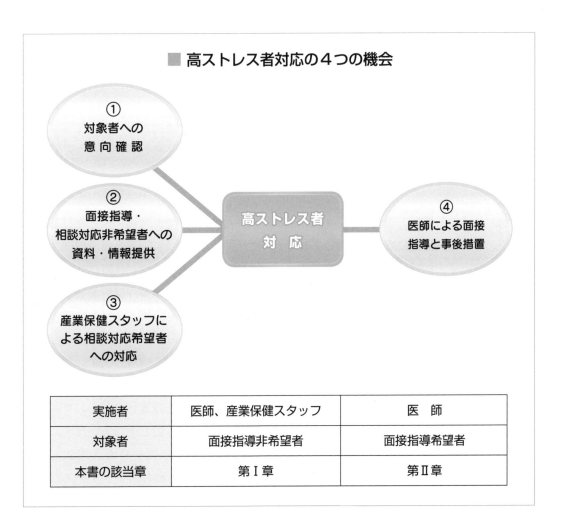

### ■ 高ストレス者対応の４つの機会

| 実施者 | 医師、産業保健スタッフ | 医　師 |
|---|---|---|
| 対象者 | 面接指導非希望者 | 面接指導希望者 |
| 本書の該当章 | 第Ⅰ章 | 第Ⅱ章 |

## 1　ストレスチェック実施者から対象者への面接指導の意向確認

　ストレスチェックで高ストレス者として選定された対象者に対して、電子メールや文書などで面接指導の意向を確認します。

## 2　面接指導・相談対応非希望者への対応 ― セルフケアのための資料の提供

　高ストレス者として選定された対象者が医師（産業医など）による面接指導や、産業保健看護職（保健師、看護師）、カウンセラーなどの産業保健スタッフによる相談対応を希望しない場合は、自己対応（セルフケア）のための資料等を提供します。

## 3　面接指導非希望者への対応 ― 産業保健看護職などによる相談対応

　高ストレス者として選定された対象者が医師による面接指導ではなく産業保健看護職、カウンセラーなどの産業保健スタッフによる相談対応を希望する場合は、まずは産業保健スタッフが対象者の状況を面談で確認し、その結果に応じて認知行動療法の自主学習やカウンセリングの受診、医師による面接指導を勧奨します。

## 4　面接指導希望者への医師による面接指導と事後措置

　高ストレス者として選定された対象者が医師による面接指導を申し出た場合は、面接指導を行い、就業上の配慮等が必要かどうかを確認します。

※ 就業上の配慮の見直しのための（医師による）面接
　　医師による面接指導の結果、就業上の配慮（業務制限）を行った対象者については、フォローアップ面接を行って体調や業務状況を確認し、業務制限の継続や見直しについて検討します。


　上記の「4つの機会」を軸に第Ⅰ章で、序章の1～3について、各種チェックシート等の活用とともに具体的に解説します。この章で主に活躍が期待されるのが、産業保健スタッフ等になります。同時に産業医の先生方にも、その事業場の人的リソースに応じて、誰に何をしてもらったらよいかを考える際に有用となりますし、また産業保健看護職を配置していない事業場も少なくないかと思いますので、本章の内容をぜひ押さえておいてください。

　第Ⅱ章では、序章－4の医師による面接指導の具体的な進め方を解説します。ここでは事前準備も含め10のステップに分け順を追って解説し、それぞれのステップで何を確認し、何を説明するのかを軸に解説します。さらに、就業上の配慮の見直しのためのフォローアップ面接の手順、裁量労働制で働く方への面接指導のポイントにも触れています。

　最後に第Ⅲ章では、実際に面接指導を進める中で遭遇し得る事例をQ＆A形式で平易に解説しています。このQ＆Aに目を通しておくことで、第Ⅱ章のステップをスムーズに進めていく助けになるかと思います。

# 第 I 章

## 医師による面接指導を希望しない対象者へのセルフケアの勧め

# 1 面接指導非希望者への支援も大切

　高ストレス者として選定された労働者のうち、実際に医師による面接指導を受けている人の割合はおよそ1割と言われています。つまり、高ストレス者として選定されても面接指導を受けず、フォローをされていない労働者が少なからずいます。

　高ストレス者のうち面接指導を受けなかった労働者の理由としては、以下のようなことが考えられます。

1. 忙しくて時間がとれない
2. 自分の高ストレスの状況について十分な認識がない
3. 産業医や産業保健スタッフとの関わりに抵抗感がある
4. 面接指導の意義がよくわからない

　そのような労働者には、少なくとも自分自身の健康状態をより正確に理解し、適切な対応を促すための支援を行いましょう。

　高ストレス者に対する、具体的な声かけの内容、具体的な面接指導の手順や面接指導時の留意点は、以下のとおりです。

# 2 ストレスチェック実施者から対象者への面接指導の意向確認

　高ストレス者として選定された対象者に対して、電子メールや文書などで以下のような案内を送付します。

> 文章例：「今回のストレスチェックの結果、あなたのストレス度が高いことがわかりました。私たちからは、ご自身での対応（セルフケア）の参考となる資料を送付させていただくこともできますし、産業保健スタッフや産業医との面接をアレンジさせていただくこともできます。ご希望をお知らせください。」

# 3    面接指導・相談対応非希望者への対応
## ― セルフケアのための資料の提供

　高ストレス者として選定された対象者が医師による面接指導や産業保健スタッフによる相談対応を希望しない場合は、以下のような対応を行います。

### 1    高ストレス者性格チェックシートによるセルフケア

　様式 1「高ストレス者性格チェックシート」（➡ P 9）を送付します。その後、様式 2「高ストレス者性格チェックシート・判定表」（➡ P14）を参考に自身の性格傾向を把握して、対応を図るよう促します。

> 文章例：「高ストレス者性格チェックシートにご自分で回答してみてください。所要時間は約 10 分です。このチェックシートでは、ストレスを受けやすい性格傾向にあるかどうかをチェックできます。判定表を見て、基準点を超えているようであれば、産業保健スタッフや産業医と面接していただくことをお勧めします。」

## ■ 様式 1「高ストレス者性格チェックシート」（データ DL ➡ P73）

　質問には、必ず「はい 1」「いいえ 0」のどちらかでお答えください。あなたの人生の大部分において当てはまる項目の「回答欄」に 1 と記入してください。当てはまらない項目の「回答欄」に 0 と記入してください。

| ▶ 悲観タイプ | | |
|:---:|---|:---:|
| 項目 | 内容 | 回答欄 |
| 1 | 私は、悲しい、不幸な人間である。 | |
| 2 | 物事についての明るい面を見ることができない、と言われる。 | |
| 3 | 人生でとても苦しんできた。 | |
| 4 | 物事はしばしば最悪の結果になる、と思う。 | |
| 5 | あきらめが早い。 | |
| 6 | 思い出せるかぎり、自分は落伍者のようであったと感じてきた。 | |
| 7 | 他の人が大したことではないと思うようなことで、いつも自分自身を責めてきた。 | |
| 8 | 私は、他の人ほどエネルギッシュではないようだ。 | |
| 9 | 余り変化を好まないタイプの人間である。 | |
| 10 | グループの中では、他の人が話すのを聞いている方が良い。 | |
| 11 | しばしば人の言いなりになる。 | |
| 12 | 初対面の人に会う時は、とても落ち着かない気持ちになる。 | |
| 13 | 批判や拒絶されると、気持ちが容易に傷つけられる。 | |
| 14 | 私は、常に人から当てにされるタイプの人間だ。 | |
| 15 | 自分自身より他人の必要性を優先する。 | |
| 16 | 私は、一生懸命に働く人間である。 | |
| 17 | 人の上に立つよりは、他人のために働く方が好きだ。 | |
| 18 | きちんとして秩序だっていることは、私には当然のことである。 | |
| 19 | 私は、何にでも疑念をもってかかるタイプの人間である。 | |
| 20 | 性欲は、いつも低かった。 | |
| 21 | 通常、9 時間を超える睡眠を必要とする。 | |

| 項目 | ▶気分屋タイプ 内容 | 回答欄 |
|---|---|---|
| | **▶気分屋タイプ** | |
| 22 | しばしば理由なく疲れたと感じる。 | |
| 23 | 気分や活力が突然変わったりする。 | |
| 24 | 私の気分や活力は、高いか低いかで、中間にあることはめったにない。 | |
| 25 | 私の思考力は、はっきりとした理由がなくても、鋭敏な状態から鈍い状態まで大きく変化する。 | |
| 26 | たくさんの人を本当に好きになれるが、すぐ後に、完全に興味をなくす。 | |
| 27 | しばしば人にカッとなるが、あとでそのことに罪責感を感じる。 | |
| 28 | 物事をちょくちょく始めては、すぐにそれを仕上げる前に興味をなくす。 | |
| 29 | 私の気分は、理由なく、よく変化する。 | |
| 30 | 活発な時と不活発な時とが絶えず入れ替わる。 | |
| 31 | 時々、沈んだ気持ちで眠りに入るが、朝は爽快な気持ちで目覚めることがある。 | |
| 32 | とてもよい気持ちで眠りに入り、朝になると人生は生きるに値しないという気持ちで目覚めることがある。 | |
| 33 | しばしばものごとに悲観的になり、これまでの幸せな時を忘れる、と言われる。 | |
| 34 | 自信満々という感じと、自信がないという感じを、行ったり来たりする。 | |
| 35 | 他人に外向的な時と、他人から身をひく時とを、行ったり来たりする。 | |
| 36 | 喜怒哀楽が激しい。 | |
| 37 | 睡眠に必要な時間は、ほんの2、3時間から9時間を超えるまで大きく変化する。 | |
| 38 | 私には、ものごとが生き生きと見えるのは時おりで、それ以外の時は生気がなく見える。 | |
| 39 | 私は、同時に悲しくも楽しくもなり得るタイプの人間である。 | |
| 40 | 他の人が達成不可能だと考えるようなことについて、空想にふける。 | |
| 41 | しばしば、常軌を逸したことをしたいという強い衝動を感じる。 | |
| 42 | 恋愛に関して、熱しやすくさめやすいタイプの人間である。 | |

| 項目 | 内容 | 回答欄 |
|---|---|---|
| ▶ バリバリタイプ | | |
| 43 | いつもは明るく陽気な気分にある。 | |
| 44 | 人生は宴（うたげ）で、私はそれを目一杯楽しむ。 | |
| 45 | 私は、ジョークを言うのが好きで、人々は私にユーモアがあると言う。 | |
| 46 | 何ごとも結局はうまく行くと信じているタイプの人間である。 | |
| 47 | 自分に大きな自信を持っている。 | |
| 48 | しばしば、たくさんの素晴らしいアイディアを思いつく。 | |
| 49 | いつでも忙しくしている。 | |
| 50 | 私は、疲れることもなく、多くのことを達成できる。 | |
| 51 | 私にはスピーチの才能があり、他人を納得させやる気にさせる。 | |
| 52 | リスクがあっても、新しい計画に取り組むのが好きだ。 | |
| 53 | いったん何かを達成しようと決めたら、どんなことも私を止められない。 | |
| 54 | ほとんど知らない人と一緒でも、全く心安らかでいられる。 | |
| 55 | 大勢の人といることを好む。 | |
| 56 | しばしば他人の領分に首を突っ込むと、人に言われる。 | |
| 57 | 私は気前がよいことで知られ、他の人のためにたくさんのお金を使う。 | |
| 58 | 私は、多くの分野で、能力や専門的知識を持っている。 | |
| 59 | 私には、自分の好きなようにする権利や特権があると感じる。 | |
| 60 | 人に指図するのが好きなタイプの人間である。 | |
| 61 | 誰かと意見が合わないと、白熱した議論ができる。 | |
| 62 | 性欲は、いつでも高い。 | |
| 63 | 普通、6時間未満の睡眠でやっていくことができる。 | |

| | ▶ いらいらタイプ | |
|---|---|---|
| 項目 | 内容 | 回答欄 |
| 64 | 気むずかしくて、怒りっぽい人間である。 | |
| 65 | 性質として、満足していない人間である。 | |
| 66 | たくさん不満を言う。 | |
| 67 | 他人にとても批判的である。 | |
| 68 | しばしばいらだちを感じる。 | |
| 69 | しばしば、ピリピリするほど緊張する。 | |
| 70 | 理解できない不快な落ち着かなさに駆り立てられる。 | |
| 71 | しばしば頭に来て、何でも壊したくなる。 | |
| 72 | 邪魔された時には、喧嘩してもかまわない。 | |
| 73 | どことも知れないところからかんしゃくを起こすと、人から言われる。 | |
| 74 | 怒ると、人に喰ってかかる。 | |
| 75 | ほとんど知らない人であっても、人をからかうのが好きである。 | |
| 76 | 自分のきついユーモアのために、トラブルに陥ったことがある。 | |
| 77 | 誰かを傷つけそうなほど、激怒することがある。 | |
| 78 | 配偶者（恋人）に非常に嫉妬し、それに耐えられなくなることがある。 | |
| 79 | とても毒づくことで知られている。 | |
| 80 | ほんの少量の飲酒で、暴力的になると言われている。 | |
| 81 | 非常に疑い深い人間である。 | |
| 82 | 私は、革命家になれるだろう。 | |
| 83 | 私の性欲は、しばしば非常に強く、それが本当に不快である。 | |
| 84 | （女性のみ答えてください）<br>生理の直前に、コントロールできない怒りの発作がある。 | |

| 項目 | 内容 | 回答欄 |
|---|---|---|
| | ▶ 心配性タイプ | |
| 85 | 思い出せる限り、自分は心配屋であった。 | |
| 86 | あれこれのことについて、いつも心配している。 | |
| 87 | 他の人が大したことではないと考えるような日常的なことについて、心配し続ける。 | |
| 88 | 私は、心配するのをやめられない。 | |
| 89 | 多くの人が、私に余り心配しないようにと言ってきた。 | |
| 90 | ストレスにさらされると、しばしば心が空白になる。 | |
| 91 | 私は、くつろぐことができない。 | |
| 92 | しばしば心の内にいらだちを感じる。 | |
| 93 | ストレスにさらされると、しばしば手がふるえる。 | |
| 94 | しばしば胃の調子が悪くなる。 | |
| 95 | 神経が過敏になると、下痢をすることがある。 | |
| 96 | 神経が過敏になると、しばしば吐き気を感じる。 | |
| 97 | 神経が過敏になると、普段より頻繁にトイレに行かなければならない。 | |
| 98 | 家族の誰かが家に帰ってくるのが遅いと、事故にあったのではないかと恐れる。 | |
| 99 | 家族の誰かが重大な病気にかかるのではないかと、しばしば恐れる。 | |
| 100 | 誰か家族についての悪い知らせを切り出すのではないかと、いつも思っている。 | |
| 101 | 私の睡眠は、安らかではない。 | |
| 102 | しばしば寝つくことが難しい。 | |
| 103 | 性質として、とても用心深い人間である。 | |
| 104 | 家の中に強盗がいることを恐れ、しばしば夜に目が覚める。 | |
| 105 | ストレスにさらされると、頭痛がしやすい。 | |
| 106 | ストレスにさらされると、胸に不快な感じを覚える。 | |
| 107 | 自分は安心感のない人間である。 | |
| 108 | 日課におけるちょっとした変化でさえ、私にはとてもストレスになる。 | |
| 109 | 運転している時は、自分が何も悪いことをしていなくとも、警察が私の車を止めるのではないかと恐れる。 | |
| 110 | 突然の物音で、容易にぎょっとする。 | |

出典：厚生労働省「医学的知見に基づくストレスチェック制度の高ストレス者に対する適切な面接指導実施のためのマニュアル 2021 年 9 月版」p.30 ～ 32

■ 様式 2 「高ストレス者性格チェックシート・判定表」
　　　　— 高ストレス者の性格分類 （データ DL ➡ P73）

　高ストレス者性格チェックシートの回答結果から、自分が「悲観タイプ」「気分屋タイプ」「バリバリタイプ」「いらいらタイプ」「心配性タイプ」のどの性格傾向にあるかがわかります。

● 質問 1 〜 21 で「はい」が 8 個 （8 点） 以上ある場合
「悲観タイプ」の性格傾向があります。

| 性格の特徴 | ⇒「疲れた」「自分は落伍者だ」「仕事ができない」と後ろ向きで、自分を責めたり悲観的な結論を出してしまったりするタイプです。（抑うつ気質） |
| --- | --- |
| ストレスの傾向 | ⇒ 職場では、「自己裁量が余りない」というストレスを感じがちです。 |

● 質問 22 〜 42 で「はい」が 4 個 （4 点） 以上ある場合
「気分屋タイプ」の性格傾向があります。

| 性格の特徴 | ⇒ 気分が良いときと悪いとき、元気なときとそうでないときの波が激しいタイプです。（循環気質） |
| --- | --- |
| ストレスの傾向 | ⇒ 職場では、「他の人と役割がぶつかる」「自分が何をやったらよいか分からない」「うちの職場は人間関係が悪い」「上司が自分の技能を十分に活用してくれない」というストレスを感じがちです。<br>日記をつけるなどして、体調の波について把握するとよいでしょう。上司にも、「仕事の進み方に波がある」と説明しておきましょう。 |

● 質問 43 〜 63 で「はい」が 6 個 （6 点） 以上ある場合
「バリバリタイプ」の性格傾向があります。

| 性格の特徴 | ⇒ いろいろなアイディアを思いつき、「物事はうまくいく」と楽観的で、他人をまとめるのが好きなタイプです。（発揚気質） |
| --- | --- |
| ストレスの傾向 | ⇒ 職場では対人関係のストレスを受けにくく、自己アピールもうまい反面、仕事を引き受けすぎる傾向があります。また、気弱な部下には、あなた自身がプレッシャーを与えてしまうこともありますので、気をつけましょう。 |

● **質問 64 〜 84 で「はい」が 3 個（3 点）以上ある場合**

「いらいらタイプ」の性格傾向があります。

性格の特徴　　⇒ 緊張が高く、不満がちで、かっとしやすいタイプです。（焦燥気質）

ストレスの傾向 ⇒ 職場で、「他の人と役割がぶつかる」「自分が何をやったらよいか
分からない」「うちの職場は人間関係が悪い」「上司が自分の技能
を十分に活用してくれない」「周りの人が自分を助けてくれない」
というストレスを感じがちです。
自分の「ものの見方」や「人との付き合い方」の幅を広げておく
とよいでしょう。

● **質問 85 〜 110 で「はい」が 10 個（10 点）以上ある場合**

「心配性タイプ」の性格傾向があります。

性格の特徴　　⇒ 神経過敏で下痢、吐き気などの症状が出やすく、「家族に悪いこ
とが起こりはしないか」と先々のことを心配するタイプです。（不
安気質）

ストレスの傾向 ⇒ 職場で、「他の人と役割がぶつかる」「自分が何をやったらよいか
分からない」「仕事の量が多すぎる」「うちの職場は人間関係が悪
い」というストレスを感じがちです。
自分の「ものの見方」や「人との付き合い方」の幅を広げておく
とよいでしょう。

出典：厚生労働省「医学的知見に基づくストレスチェック制度の高ストレス者に対する適切
な面接指導実施のためのマニュアル 2021 年 9 月版」p.33、p.34 を一部改変のうえ
作成

## 2　自習サイトによるセルフケア

　以下に紹介する自習サイトには、インターネットで認知行動療法を体験できたり、ストレス対処法について自習できたりする情報が掲載されています。こちらを利用した自主学習を促します。

> 文章例：「また、以下の（自習）サイトには、ストレスからうつになるのを防ぐ方法や、うつになりそうになったときの対応について教えてくれる情報が掲載されています。ぜひ、ご活用ください。」

### ● 認知行動療法研修開発センター e ラーニング

http://cbtt.jp/videolist/

　認知療法・認知行動療法に関する動画を見ることができます。ユーザー登録をしたのちにご利用ください。

### ● UTSMeD - うつめど。

http://www.utsumed-neo.xyz/

　働く方にストレスやうつ病について正しい知識を学んでいただくためのサイトです。

### ● こころの耳

http://kokoro.mhlw.go.jp/

　厚生労働省がセルフケアの方法を含めてメンタルヘルスに関する様々な情報を提供しているサイトです。

# 4 面接指導非希望者への対応<br>― 産業保健看護職などによる相談対応

　高ストレス者として選定された対象者が、医師による面接指導ではなく産業保健看護職、カウンセラーなどの産業保健スタッフによる相談対応を希望してきた場合、以下のように対応します。

## 1 「高ストレス者性格チェックシート」の確認

　対象者への相談対応では、まずは次のように伝え、次いで様式1「高ストレス者性格チェックシート」（➡ P9）の記入の有無を確認します。

> 例：「面接に来ていただきありがとうございます。今後、ストレスをコントロールしながら、良い仕事を続けていただけるようにサポートさせていただきます。」

　「高ストレス者性格チェックシート」の記入をまだ行っていない場合は、対象者と一緒に記入作業を実施します。すでに記入済みの場合は、基準点を超えた性格傾向の有無を確認し、結果に応じて認知行動療法の自主学習（➡ P16）や、カウンセリングの受診を勧めます。所要時間は約10分です。

## 2 「体調チェックシート」の記入

　産業保健スタッフによる相談対応を行う前に、様式3「体調チェックシート」（➡ P18）を記入してもらいます。その際、評価は産業保健スタッフも一緒に行い、対象者の体調についても確認します。所要時間は約5分です。
　その後、「体調チェックシート」の結果をもとに対応を行います。

> 例：「まずは『体調チェックシート』を一緒に記入してみましょう。」

## ■ 様式 3「体調チェックシート」（データ DL ➡ P73）

最近 1 ヶ月の状態について記入してください。

| 1．勤怠（過去 1 ヶ月間の欠勤日数を記載してください。遅刻、早退は欠勤 0.5 日としま す。有給休暇による休みも含みます。計画年休は除きます。） | |
|---|---|
| ① 欠勤日数が 4 日以上 | 1 点 |
| ② 欠勤日数が 2 日～ 3.5 日 | 2 点 |
| ③ 欠勤日数が 0.5 日～ 1.5 日 | 3 点 |
| ④ 欠勤日数が 0 日 | 4 点 |
| **2．他人との交流（他人とは、同僚、上司、顧客などをさします。）** | |
| ① 話しかけられても、返事をしないことがある。 | 1 点 |
| ② 話しかけられれば返事する。自分から話しかけることはない。 | 2 点 |
| ③ 自分から話しかけるが、相手は、既に知っている人に限られる。 | 3 点 |
| ④ 初対面の人でも、自分から話しかける。 | 4 点 |
| **3．業務への集中 業務時間のうち集中していられる時間は** | |
| ① 0 ～ 1 / 4 未満（0 ～ 2 時間） | 1 点 |
| ② 1 / 4 ～ 1 / 2 未満（2 ～ 4 時間） | 2 点 |
| ③ 1 / 2 ～ 3 / 4 未満（4 ～ 6 時間） | 3 点 |
| ④ 3 / 4 ～（6 ～ 8 時間） | 4 点 |
| **4．ストレスがなかった時と比較した作業状況** | |
| ① 0 ～ 50％未満 | 1 点 |
| ② 50 ～ 75％未満 | 2 点 |
| ③ 75 ～ 90％未満 | 3 点 |
| ④ 90 ～ 100％ | 4 点 |
| **5．報告、連絡、相談** | |
| ① 報告、連絡、相談を適切にしていない。 | 1 点 |
| ② 上司から指示されれば、報告、連絡、相談を一部適切に行える。 | 2 点 |
| ③ 上司から指示されれば、報告、連絡、相談を適切に行える。 | 3 点 |
| ④ 自分の判断で、報告、連絡、相談を適切に行える。 | 4 点 |
| **6．業務への対応** | |
| ① 業務を理解できない。 | 1 点 |
| ② 業務を理解しているが、自分で実施できず、また、上司や同僚の助けを求め られない。 | 2 点 |
| ③ 業務を理解しており、上司や同僚の助けを求めながら実施している。 | 3 点 |
| ④ 業務を理解し、自分で実施している。 | 4 点 |

| 7．日中の眠気「日中、眠いと感じる日」が、平均して | |
|---|---|
| ① 頻繁（週に3回以上） | 1点 |
| ② ときどき（週に2回） | 2点 |
| ③ たまに（週に1回） | 3点 |
| ④ ほとんどない（週に1回未満） | 4点 |

| 8．余暇の過ごし方<br>　健康なときと、余暇の過ごし方を比べてください。 | |
|---|---|
| ① 疲れて寝ていることが多い。 | 1点 |
| ② 寝てはいないが、余暇を楽しむ余裕はない。 | 2点 |
| ③ ある程度余暇を楽しめているが、健康なときほどではない。 | 3点 |
| ④ 健康なときと同じように、余暇を楽しめている。 | 4点 |

| 9．精神症状（例：ゆううつ、やる気がない、不安、イライラ、テンションが高いなど）<br>　のために | |
|---|---|
| ① 日常生活に、週3日以上影響がある。 | 1点 |
| ② 日常生活に、ときに影響がある。 | 2点 |
| ③ 日常生活への影響はない。精神症状はときに（週1日以上）みられる。 | 3点 |
| ④ 精神症状は、ほとんどない。（週1日未満） | 4点 |

| 10．身体症状（頭痛、倦怠感、発熱、下痢、吐き気など）のために | |
|---|---|
| ① 日常生活に、週3日以上影響がある。 | 1点 |
| ② 日常生活に、ときに影響がある。 | 2点 |
| ③ 日常生活への影響はない。身体症状はときに（週1日以上）みられる。 | 3点 |
| ④ 身体症状は、ほとんどみられない。（週1日未満） | 4点 |

| 11．1日あたりの飲酒量、酒1合（180ml）の目安：ビール中瓶1本（約500ml）、<br>　焼酎35度（80ml）、ウイスキーダブル一杯（60ml）、ワイン2杯（240ml）とします。 | |
|---|---|
| ① 3合以上 | 1点 |
| ② 2〜3合未満 | 2点 |
| ③ 1〜2合未満 | 3点 |
| ④ 1合未満 | 4点 |

| 12．職場以外でのサポート | |
|---|---|
| ① 職場以外での人間関係でのサポートはなく、ストレスがある。 | 1点 |
| ② 職場以外での人間関係はない、または、人間関係はあるが、サポートよりもストレスのほうが上回る。 | 2点 |
| ③ 職場以外での人間関係があり、ストレスもあるが、サポートのほうが上回る。 | 3点 |
| ④ 職場以外での人間関係は良好であり、ストレスはなく、サポートが得られる。 | 4点 |

| 以下の２つの質問は、通院している方のみ回答してください。【通院：あり・なし】 | |
|---|---|
| **13. 主治医との関係** | |
| ① 自分の判断で、主治医に相談せずに、通院をやめている。 | 1点 |
| ② 通院しているが、回数は不規則になっている。 | 2点 |
| ③ 規則的に通院しているが、主治医と一部コミュニケーションがとれていない（質問、話し合い、理解が不十分である）。 | 3点 |
| ④ 規則的に通院しており、主治医と、質問や話し合いを十分にしている。または、主治医の許可で、通院を終結している。 | 4点 |
| **14. 服薬へのコンプライアンス** | |
| ① 医師に相談せず、服薬を完全に中断している。 | 1点 |
| ② 医師に相談せず、服薬を一部中断している。 | 2点 |
| ③ 医師に相談せずに、服薬を中断することはない。服薬の一部自己調整について、医師と話し合ったことはない。 | 3点 |
| ④ 医師に相談せずに、服薬を中断することはない。服薬の一部自己調整について、医師と話し合っている。 | 4点 |

| **1〜14 を合計してください。** |
|---|
| 合計点（　　　　　） |
| 平均点（　　　　　） |

出典：厚生労働省「医学的知見に基づくストレスチェック制度の高ストレス者に対する適切な面接指導実施のためのマニュアル 2021 年 9 月版」p.35 〜 36

# 第Ⅱ章

## 希望者への医師による面接指導と事後措置
### ─ 10 のステップ ─

# 1 本書での面接指導の基本的な考え方

高ストレス者として選定された対象者が産業医との対面による面接指導を経験することにより、対象者は自分のストレスの状況についての産業医による客観的な評価を知り、また自分でもストレスの状況を振り返ることができます。加えて、今回は問題がないことが確認できた場合でも、メンタルヘルス上の問題が生じたときには産業医に相談をしようと対象者に思ってもらえる関係性を築くことにもつながります。

# 2 面接指導の基本的な流れ —10のステップ

## ステップ0　事前準備

面接指導の前に、対象者に様式1「高ストレス者性格チェックシート」（➡ P9）、様式3「体調チェックシート」（➡ P18）、様式5「面接用事前記入シート」（➡ P26）を、また対象者の上司には様式6「業務状況シート」（➡ P27）を送付し、事前の記入をお願いしておきましょう。

また、様式4「面接の流れチェックシート」（➡ P24）を活用し、面接指導の全体の流れを確認しておきましょう。

**■ 様式4「面接の流れチェックシート」（データ DL ➡ P73）**

**ステップ1**　　**導入**（P30）

- ☐ 自己紹介
- ☐ ねぎらいの言葉・アイスブレイク
- ☐ 対象者の所属部署・職位の確認

**ステップ2**　　**説明**（P30）

- ☐ 面接指導の理由の説明
- ☐ 面接指導の目的・内容の説明
- ☐ 個人情報の取り扱いの説明
- ☐ 面接指導後の対応の説明
- ☐ 事業者への報告の説明
- ☐ 理解・質問の確認

**ステップ3**　　**過去の高ストレス状況の確認**（P32）

- ☐ 過去の高ストレス状況の確認

**ステップ4**　　**今回のストレスチェック結果**（P32）
【ストレスプロフィールを見ながら】

- ☐ ストレスチェックの振り返りと確認
- ☐ ストレスの原因と考えられる要因の説明
- ☐ ストレスによっておこる心身の反応の説明
- ☐ ストレス反応に影響を与える他の要因の説明

**ステップ5**　　**抑うつ症状の確認**（P33）【様式7（P35）を見ながら】

- ☐ 抑うつ気分
- ☐ 気晴らしの喪失
- ☐ 食欲障害
- ☐ 睡眠障害
- ☐ 意欲低下
- ☐ 集中力低下
- ☐ 精神活動の遅滞
- ☐ 自信喪失・自責
- ☐ 希死念慮

**ステップ6** ▷ **現病歴・既往歴、日常生活などの確認**（P36）

☐ 現病歴・既往歴

☐ 残業時間・休日出勤

☐ 通勤時間

☐ 睡眠時間

☐ 飲酒・喫煙の習慣（最近の傾向を含む）

☐ 休日の過ごし方

☐ ストレス発散方法

☐ 家族との関係

**ステップ7** ▷ **ストレス要因への対象者の考えの確認**（P37）

☐ ストレスの業務上の要因に関する対象者自身の考え

☐ 業務上の背景要因の確認

☐ 業務上の背景要因の継続性の確認

☐ 仕事のやりがいの確認

☐ 業務外の背景要因の確認

**ステップ8** ▷ **ストレスの背景要因のまとめと対処法**（P40）

☐ ストレスの背景要因のまとめ

☐ 対応についての話し合い

☐ 産業医からの提案

☐「高ストレス者性格チェックシート」の振り返りと自習サイトの情報提供

☐（必要があれば）受診の勧奨

**ステップ9** ▷ **報告書・意見書の内容と今後の確認**
【報告書・意見書を作りながら】（P43）

☐ 対象者と相談しながら報告書・意見書を作成

☐ ストレスの要因の再確認

☐ 報告書・意見書に記載する対応策の提案

☐ 支援目的の明確化

☐ 報告書・意見書の内容の確認

☐ 今後のフォローの確認

☐ 対象者からの付加希望の確認

☐ 上司との話し合い

☐ 必要時の連絡の指示

出典：厚生労働省「医学的知見に基づくストレスチェック制度の高ストレス者に対する適切な面接指導実施のためのマニュアル　2021年9月版」p.43 〜 44

## ■ 様式5「面接用事前記入シート」（データDL ➡ P73）

### ご記入の上、面接の際にご持参ください。

| 社員ID | | | | 氏名 | |
|---|---|---|---|---|---|
| 会社名・所属 | | | | 職位 | |
| 生年月日 | 年　　月　　日（　　歳） | | 入社年月日 | | 年　　月 |

| 問診票 | | | |
|---|---|---|---|
| 職場関連 | 業務内容 | | |
| | 現在の業務 | 年　　　月から | |
| | 休日出勤 | 無・有 | 月に（　　）回程度　負担感 無・有 |
| | 出張 | 無・有 | 月に（　　）回程度　負担感 無・有 |
| | 残業 | 無・有 | 月に（　　）時間程度　負担感 無・有 |
| | 在宅勤務 | 無・有 | 週に（　　）回 / 月に（　　）回程度 |
| | 通勤時間 | （　）時間（　）分 | 通勤方法；公共交通機関・車・自転車・徒・その他 |
| 生活習慣 | 食生活 | 1日の食事回数 | ☐ 3回　☐ 2回　☐ 1回　☐ それ以外（　　） |
| | | 外食の頻度 | 朝食；週に（　　）回　昼食；週に（　　）回<br>夕食；週に（　　）回 |
| | | 間食の頻度 | 週に（　　）回 |
| | | 食事を作る人 | ☐ 自分自身　☐ 配偶者　☐ 両親・兄弟<br>☐ その他（　　） |
| | 飲酒 | 無・有 | 有りの方は下記もご記入ください |
| | | 頻度 | 週に（　　）回 / 月に（　　）回 |
| | | 1回量 | （　　　　　　　　　　　　　　　　　） |
| | | 休肝日 | 週に（　　）回 / 月に（　　）回 |
| | 喫煙 | 無・有 | 再開した・吸う（　　本 / 日）・吸わない |
| | 運動 | 無・有 | 有りの方は下記もご記入ください |
| | | 頻度 | 週に（　　）回 / 月に（　　）回 |
| | | 内容 | （　　　　　　　　　　　　　　　　　） |
| | | 平日の睡眠時間 | （　　）時間　　　：　　～　　　： |
| | | 休日の睡眠時間 | （　　）時間　　　：　　～　　　： |
| | | 睡眠問題 下記項目で当てはまるものがあれば、チェックを入れてください。<br>☐ 入眠しづらい　☐ 途中で目が覚める<br>☐ 朝早く起きてしまう　☐ 日中眠くなる | |
| 自覚的な健康 | 100点満点中 | 身体　　　　　　点 / 精神　　　　　　点 | |
| 治療状況 | 【現病歴・既往歴】過去かかった病気や現在治療中の病気があれば下記ご記入ください。 | | |
| | 病名 | 年齢 | 現在の内服薬 |
| | | 歳 ～　　　歳 | |
| | | 歳 ～　　　歳 | |
| | | 歳 ～　　　歳 | |
| 心身や仕事のことで気になることがあれば記入してください | | | |
| 産業医等メモ備考欄 | | | |

出典：厚生労働省「医学的知見に基づくストレスチェック制度の高ストレス者に対する適切
な面接指導実施のためのマニュアル 2021年9月版」p.45

## ■ 様式6「業務状況シート」（データ DL ➡ P73）

このシートの目的は、上司からみた社員の健康状態、作業状況に関する主な情報を、産業保健スタッフや産業医に伝えるためのものです。健康状態については別に本人から情報をもらっています。

**最近1ヶ月の状態について記入してください。**

なおそれぞれの項目ごとに、医師面接の際、本人と共有しても良い情報かどうか判断をお願いします。（[共有可・共有不可] を◯で囲んでください）

対象社員が配置されている部署の業務 ＿＿＿＿＿＿＿＿＿＿＿＿＿＿＿

対象社員が行っている業務 ＿＿＿＿＿＿＿＿＿＿＿＿＿＿＿

### 1．勤怠（過去1ヶ月間の欠勤日数を記載してください。遅刻、早退は欠勤0.5日とします。有給休暇による休みも含みます。計画年休は除きます。）

| | |
|---|---|
| ① 欠勤日数が4日以上 | 1点 |
| ② 欠勤日数が2日〜3.5日 | 2点 |
| ③ 欠勤日数が0.5日〜1.5日 | 3点 |
| ④ 欠勤日数が0日 | 4点 |
| | 共有可・共有不可 |

### 2．他人との交流（他人とは、同僚、上司、顧客などをさします。）

| | |
|---|---|
| ① 話しかけられても、返事をしないことがある。 | 1点 |
| ② 話しかけられれば返事する。自分から話しかけることはない。 | 2点 |
| ③ 自分から話しかけるが、相手は、既に知っている人に限られる。 | 3点 |
| ④ 初対面の人でも、自分から話しかける。 | 4点 |
| | 共有可・共有不可 |

### 3．業務への集中 業務時間のうち集中していられる時間は

| | |
|---|---|
| ① 0〜1/4未満（0〜2時間） | 1点 |
| ② 1/4〜1/2未満（2〜4時間） | 2点 |
| ③ 1/2〜3/4未満（4〜6時間） | 3点 |
| ④ 3/4〜（6〜8時間） | 4点 |
| | 共有可・共有不可 |

### 4．半年前と比較した作業状況（もしくは休職前と比較した作業状況）

| | |
|---|---|
| ① 0〜50%未満 | 1点 |
| ② 50〜75%未満 | 2点 |
| ③ 75〜90%未満 | 3点 |
| ④ 90〜100% | 4点 |
| | 共有可・共有不可 |

## 5．報告、連絡、相談

| | |
|---|---|
| ① 報告、連絡、相談を適切にしていない。 | 1点 |
| ② 上司から指示されれば、報告、連絡、相談を一部適切に行える。 | 2点 |
| ③ 上司から指示されれば、報告、連絡、相談を適切に行える。 | 3点 |
| ④ 自分の判断で、報告、連絡、相談を適切に行える。 | 4点 |
| 共有可・共有不可 | |

## 6．業務への対応

| | |
|---|---|
| ① 業務を理解できない。 | 1点 |
| ② 業務を理解しているが、自分で実施できず、また、上司や同僚の助けを求められない。 | 2点 |
| ③ 業務を理解しており、上司や同僚の助けを求めながら実施している。 | 3点 |
| ④ 業務を理解し、自分で実施している。 | 4点 |
| 共有可・共有不可 | |

## 7．身だしなみ
### 健康なときと比べて、洗顔、洗髪、清潔な身なり、お化粧などが

| | |
|---|---|
| ① いつも、どれか整っていない。 | 1点 |
| ② 時に、どれか整っていない。 | 2点 |
| ③ だいたいできている。 | 3点 |
| ④ まったく問題ない。 | 4点 |
| 共有可・共有不可 | |

## 8．職場の規律を守らない行動（無断欠勤、無断遅刻、頻繁な離席、他人の作業の邪魔をするなど）

| | |
|---|---|
| ① 職場の規律を守らない行動があって、上司に直接、制止されたことがある。 | 1点 |
| ② 職場の規律を守らない行動があったが、一般的な助言で改めた。 | 2点 |
| ③ 職場の規律を守らない行動はなかった。 | 3点 |
| ④ 模範的に規律を守っている。 | 4点 |
| 共有可・共有不可 | |

## 9．場にそぐわない言動

| | |
|---|---|
| ① 場にそぐわない言動が目立ち（週に1回以上）、上司や同僚が注意しても止まらない。 | 1点 |
| ② 場にそぐわない言動がときにあり（週に1回未満）、上司や同僚が注意しても止まらない。 | 2点 |
| ③ 場にそぐわない言動があるが、上司や同僚が注意すれば止まる。 | 3点 |
| ④ 場にそぐわない言動はない。 | 4点 |
| 共有可・共有不可 | |

注：場にそぐわない言動とは、職場の雰囲気からずれた、他者に不快感を与えるような行動、例えば「相手の会話をさえぎる」「大声で話す」「馴れなれしい」「横柄」「自己顕示的」「拒否的」などという印象を与える言動をさす。

## 10．他人への協力（他人とは同僚、上司などです。）

| | |
|---|---|
| ① 助言や指導をうけても協調行動をとれない。 | 1点 |
| ② 助言や指導があれば協調行動をとれる。 | 2点 |
| ③ 自発的に協調行動を取れるが、自分の持ち分を越えない。 | 3点 |
| ④ 自発的に、自分の持ち分を越えて、協調行動を取る。 | 4点 |
| 共有可・共有不可 | |

## 11. 感情のコントロール

| | |
|---|---|
| ① 過度な不安や怒りを示し、話し合っても解消できない。 | 1点 |
| ② 過度な不安や怒りを示すが、話し合えばコントロールされる。 | 2点 |
| ③ 過度な不安や怒りを示すが、自分でコントロールできている。 | 3点 |
| ④ 過度な不安や怒りは示さない。 | 4点 |

共有可・共有不可

## 12. 上司の指示への対応

| | |
|---|---|
| ① 上司の指示に、従わない態度が明確にみられる。 | 1点 |
| ② 上司の指示に、一部従わない部分がある。 | 2点 |
| ③ 上司の指示は、言われたとおりに実行する。 | 3点 |
| ④ 上司の指示を実行し、さらに、機転をきかして、応用して実行する。 | 4点 |

共有可・共有不可

## 13. 同僚・部下などへの思いやり・気づかい

| | |
|---|---|
| ① 同僚・部下などへの思いやり・気づかいを示さない。 | 1点 |
| ② 同僚・部下などへの思いやり・気づかいを自発的には示さないが、上司の注意・促しにより、思いやり・気づかいを示す。 | 2点 |
| ③ 同僚・部下などへの思いやり・気づかいを自発的には示すが、一部、思いやり・気づかいが的外れな点がある。 | 3点 |
| ④ 同僚・部下などへの思いやり・気づかいを自発的に示し、思いやり・気づかい内容が適切である。 | 4点 |

共有可・共有不可

## 【総合評価】

## 14. 職場の受け入れ（現在の職場において）

| | |
|---|---|
| ① 職場として、受け入れられる業務状況ではない。 | 1点 |
| ② 職場として、受け入れられる最低限の業務状況である。 | 2点 |
| ③ 職場として、ほぼ受け入れられる業務状況である。 | 3点 |
| ④ 職場として、受け入れに問題ない業務状況である。 | 4点 |

共有可・共有不可

## 15. その他 上司から 面接指導の担当医師へ伝えたいこと

## 1～13 を合計してください。
合計点（　　　）
平均点（　　　）

出典：厚生労働省「医学的知見に基づくストレスチェック制度の高ストレス者に対する適切な面接指導実施のためのマニュアル 2021 年 9 月版」p.37 ～ 39

## ステップ1　　導　入

▷　自己紹介、ねぎらいの言葉・アイスブレイク、対象者の所属部署・職位の確認による導入

　産業医の自己紹介、ねぎらいの言葉・アイスブレイク、対象者の所属部署・職位の確認を行い、円滑に、対象者を面接指導に導入します。

### ■ 自己紹介

　対象者の名前を確認し、自分の産業医としての立場を明らかにします。

> 例：「○○　□□さんですね。私は、こちらの会社の産業医の△△と申します。」

### ■ ねぎらいの言葉・アイスブレイク

　対象者が面接指導に来てくれたことについて、ねぎらいの言葉をかけ、少しくだけた会話をして、面接指導の場をなごませるようにします。

> 例：「今日は、お忙しいところ、面接においでいただいて、ありがとうございます。椅子の座り心地はいかがですか？」
> 「今日は、お忙しいところ、オンライン面接の時間をとっていただいて、ありがとうございます。オンラインの面接って、慣れないですよね。私は苦手です。」

### ■ 対象者の所属部署・職位の確認

　対象者の業務状況の大要を理解するために、所属部署・職位の確認を行います。また、対象者の名前はフルネームで確認します。そして、健康診断の情報など準備された資料がある場合は、年齢や生年月日も確認するようにして、人物誤認をしないように留意します。

> 例：「○○　□□さんは、開発課の課長さんでしたね？」

## ステップ2　　説　明

▷　面接指導の理由、目的・内容、個人情報の取り扱い、面接指導後の対応、事業者への報告についての説明、質問の確認

　面接指導について対象者が安心できるように、面接指導の基本的な設定を説明し、最後に対象者に質問があるか確認します。

## ■ 面接指導の理由の説明

まず、なぜ今回、医師（産業医）による面接指導を呼びかけたかについて説明します。

> 例：「今日の面接ですけれども、○○さんは、先日実施したストレスチェックで、現在ストレスが高めで、体調に負荷がかかっている状態ではないかという結果でしたので、面接のお声がけをさせていただきました。」

## ■ 面接指導の目的・内容の説明

面接指導の目的と内容について説明します。そして、ストレスの原因を探るとともに、対策を話し合うことについても伝えます。

> 例：「○○さんの状態を確認させていただいて、○○さんご本人に、あるいは職場にアドバイスできることがあるか、確認させていただくことが、面接の目的です。
> 面接の内容としては、ストレスのために○○さんにどんな影響が出ているか、ストレスにどんな原因がありそうか、確認させていただきます。
> そのうえで、○○さんがストレスをうまくコントロールして、なるべく○○さんのご希望に沿った形で仕事を進めていただけるように、アドバイスさせていただきます。」

## ■ 個人情報の取り扱いに関する説明

面接指導で出た話の内容は、本人の同意がなければ上司や人事担当者に口外したり、報告書・意見書に入れることはないことを伝えます。

> 例：「面接のあとで、○○さんに確認しながら、会社に提出する報告書・意見書を作成しますが、ここで伺った内容は、○○さんの同意がなければ、上司や人事に口外したり、報告書・意見書に入れたりすることはありませんので、ご安心ください。」

## ■ 面接指導後の対応に関する説明

面接指導の結果によって産業医が取る可能性のある行動について、説明します。

> 例：「一方、○○さんの状態によっては、医療機関への受診をお勧めしたり、残業時間や業務内容の調整が望ましいのではないかなどについて相談させていただいたりすることがあります。」

## ■ 事業者への報告に関する説明

面接指導の結果、業務について何らかの配慮が必要だと考えられる場合の対応について、説明します。

> 例：「面接の結果、業務について何らかの配慮が望ましいと考えられる場合は、○○さんと相談のうえ、報告書・意見書の形で会社のほうに伝えさせていただきます。」

### ■ 理解・質問の確認

ステップ2での説明内容について質問があるかどうかを確認します。

> 例：「よろしいでしょうか？　ここまでで、何かご質問はありますか？」

## ステップ3　過去の高ストレス状況の確認

▷　過去の高ストレス状況の確認

過去に同じような高ストレス状況があったかどうかは、対象者側の要因、環境要因の影響に関する判断に影響するので、過去の状況について確認します。

### ■ 過去の高ストレス状況の確認

> 例：「これまで、現在のようにストレスが高い状況になったことは、ありますか？」

## ステップ4　今回のストレスチェック結果

▷　ストレスチェックの振り返りと確認の説明、ストレスの原因と考えられる要因の説明、ストレスによって起こる心身の反応の説明、ストレス反応に影響を与える他の要因の説明

ストレスチェックの振り返りと確認を行うと、対象者のストレスチェックの回答を産業医が理解していることを示せます。また、産業医は、ストレスの要因についての話し合いの方向性を確認することができます。

### ■ 各種シートの記入の有無と対象者の体調の確認

まずは様式1「高ストレス者性格チェックシート」（➡P9）、様式3「体調チェックシート」（➡P18）、様式5「面接用事前記入シート」（➡P26）の記入の有無を確認し、まだ記入していなければ対象者と一緒に記入します。その際、評価は産業医が一緒に行い、対象者の体調につ

いても確認します。

> 例：「まずは体調チェックシートを一緒に記入してみましょう。」

### ■ ストレスチェックの振り返りと確認

> 例：「では、今回のストレスチェックの結果を振り返ってみましょう。もし、内容で違うと思われることがあったら、おっしゃってください。」

　ストレスチェックの振り返りと確認を行う際には、対象者と共有できるように、ストレスチェックの回答と判定基準を確認しておいてください。

### ■ ストレスの原因と考えられる要因に関する説明

ストレスチェックの結果

> 例：「ストレスの原因と考えられる要因ですが、仕事の量が多いという負担があって、仕事の進め方や仕事の量の調整について、ご自分には、あまり裁量がないと感じられているようですね。」

### ■ ストレスにより起こる心身の反応に関する説明

> 例：「ストレスによる心身の反応としては、活気に乏しく、イライラ感・疲労感・不安感が高まっており、身体にもその影響が現れています。」

### ■ ストレス反応に影響を与える他の要因に関する説明

> 例：「上司や同僚からの支援は十分ではないと感じており、満足度もやや低くなっていますが、家族や友人からの支援はまずまずと自覚されています。」

---

### ステップ5　　抑うつ症状の確認

▶ 抑うつ症状を確認する質問、抑うつ症状の回答に関する判断、抑うつ症状以外の体調不良の確認

　高ストレス状況では、軽いうつの症状が発生することがあるので、抑うつの症状について再度確認してください。ただし、「うつ病などの精神疾患があると思われたくない」と

感じる対象者は多いと思われますので、「うつ」という用語ではなく、「体調の確認」という表現を用いてください。

> 例：「先日実施したストレスチェックで、現在ストレスが高めで、体調に負荷がかかっている状態ではないかという結果でした。もう少し詳しく、現在の体調を確認させてください。」

「精神的」「こころ」「うつ」といった用語には、抵抗感を持つ対象者が多いと思われますので、基本的には使用しないでください。「体調」「負担」「ストレス」といった一般的な用語で、面接指導の目的は十分に達成できます。

### ■ 抑うつ症状を確認する質問

> 例：「気分が落ち込むことはありますか？」
> 「気晴らしはできていますか？」
> 「食欲はいかがですか？」
> 「睡眠時間はどれくらいですか？ 寝付きはいかがですか？ 夜または早朝に目が覚めることはありますか？ よく寝た感じはしますか？ 昼間の眠気はいかがですか？」
> 「やる気、意欲はいかがですか？」
> 「仕事での集中力はいかがですか？ 仕事に支障はありますか？」
> 「ご自分の考えるスピード、話し方、動作が少し遅くなっていると思いますか？」
> 「ご自分に自信がなくなったり、自分を責めてしまったりすることはありますか？」
> 「体調に負担があるから、生きているのがつらいと思うことはありますか？」

抑うつ症状については、上記の質問を行うことで確認できます。その回答から、9つの症状（様式7「抑うつ症状の確認シート」 ➡ P35）について確認してください。9つの症状のうち、みられる症状が3つ以下であればあまり心配はいりませんが、症状が4つみられる場合には、定期的なフォローアップを提案したほうがよいでしょう。5つ以上の症状がみられる場合には、心療内科・精神科の受診を勧めたほうがよいでしょう。

■ 様式7「抑うつ症状の確認シート」（データ DL ➡ P73）

ストレスプロフィールで 抑うつ感 が「高い／多い」「やや高い／多い」場合
あるいは 職業性ストレス簡易調査票 の「よく眠れない」にチェックがある場合
に使用

### ９つの症状

☐ **「抑うつ気分」を確認する質問**
　　⇒ 例：「気分が落ち込むことはありますか？」

☐ **「気晴らしの喪失」を確認する質問**
　　⇒ 例：「気晴らしはできていますか？」

☐ **「食欲障害」を確認する質問**
　　⇒ 例：「食欲はいかがですか？」

☐ **「睡眠障害」を確認する質問**
　　⇒ 例：「睡眠時間はどれくらいですか？」
　　　　「寝付きはいかがですか？」
　　　　「夜または早朝に目が覚めることはありますか？ よく寝た感じはしま
　　　　　すか？」
　　　　「昼間の眠気はいかがですか？」

☐ **「意欲低下」を確認する質問**
　　⇒ 例：「やる気、意欲はいかがですか？」

☐ **「集中力低下」を確認する質問**
　　⇒ 例：「仕事での集中力はいかがですか？」
　　　　「仕事に支障はありますか？」

☐ **「精神活動の遅滞」を確認する質問**
　　⇒ 例：「ご自分の考えるスピード、話し方、動作が少し遅くなっていると思い
　　　　　ますか？」

☐ **「自信喪失・自責」を確認する質問**
　　⇒ 例：「ご自分に自信がなくなったり、自分を責めてしまうことはありますか？」

☐ **「希死念慮」を確認する質問**
　　⇒ 例：「体調に負担があるから、生きているのがつらいと思うことはありますか？」

☐ にチェックした個数　　　　個

出典：厚生労働省「医学的知見に基づくストレスチェック制度の高ストレス者に対する適切
　　　な面接指導実施のためのマニュアル 2021 年 9 月版」p.41 を一部改変

### ■ 抑うつ症状以外の体調不良の確認

また、抑うつ症状以外の体調不良についても確認します。体調不良が強い場合、専門医を受診しているか確認してください。専門医を受診していれば、対象者への対応は専門医と相談しながら進めることになります。**受診していない場合は、受診を勧めてください。**受診を勧めれば、産業医としての責務は果たされます。

> 例：「今、確認させていただいたこと以外で、体調が十分でない点はありますか？」

---

## ステップ6　　現病歴・既往歴、日常生活などの確認

▷ **現病歴・既往歴、残業時間・休日出勤、飲酒・喫煙の習慣と最近の傾向、休日の過ごし方、ストレス発散法、家族との関係**

ストレスに関連する情報や要因を包括的に確認するために、以下の項目について質問します。

### ■ 現病歴・既往歴

> 例：「○○さんは現在定期的に通院していますか？ 以前に何か通院をしていたことはありますか？」

現在、通院していれば、対象者への対応について主治医と相談することができます。既往歴にストレス関連の疾患がある場合は、高ストレスが続くと再発する可能性があります。

### ■ 残業時間・休日出勤

> 例：「月の残業時間はどのくらいですか？ 夜は何時ごろに帰宅されますか？ 休日出勤はされていますか？」

残業時間は、高ストレスの主な原因なので、必ず確認してください。

### ■ 通勤時間

> 例：「通勤にかかる時間はどれくらいですか？」

通勤時間を考慮すると勤務間インターバル※を評価できます。

※ 勤務間インターバル：就業時間から次の始業時間までの時間をいいます。

## ■ 飲酒・喫煙の習慣と最近の傾向

> 例：「お酒やタバコは嗜<sub>たしな</sub>まれますか？ 最近、量の変化はありませんか？」

高ストレス状態では、酒・タバコなどの嗜好品の使用が増えることがあります。

## ■ 休日の過ごし方

> 例：「休日はどのように過ごしていますか？」

ストレスが高くなると、疲れをとるために休日を使うようになり、ポジティブなストレス改善のための活動がみられなくなります。

## ■ ストレス発散方法

> 例：「何か気分転換できるような趣味やスポーツなどはありますか？ 最近も変わらず楽しめていますか？」

特にポジティブなストレス改善のための活動の有無と最近の傾向について確認します。

## ■ 家族との関係

> 例：「ご家族はいらっしゃいますか？ ご家族はあなたの状況を心配していませんか？」

良好な家族関係はストレスをやわらげます。

## ステップ7　ストレス要因への対象者の考えの確認

▶ **ストレスの業務上の要因に関する対象者自身の考え、業務上の背景要因の確認、業務上の背景要因の継続性の確認、仕事のやりがいの確認、業務外の背景要因の確認**

ストレスの原因の可能性がある業務上、業務外の背景要因について、確認します。

## ■ 業務上の要因に関する対象者自身の考え

> 例：「○○さんのストレスの要因について、業務関係で何か思い当たることはありますか？」

まず、対象者自身がストレスの原因についてどう思っているか、確認してください。

### ■ 業務上の背景要因

> 例：「わかりました。部下に声をかけづらくて、上司には怒られてしまうのですね。それで、職場で孤立感みたいな感じがあるのでしょうか？」
>
> 「わかりました。では、上司に相談できる時間がなく、10のプロジェクトの進捗を直接ミーティングに出て把握していて、部下とも十分にコミュニケーションがとれなくて、職場で孤立している感じなのですね？」

　ストレスの背景要因については、本人の使う表現を用いながら、内容を2～3回確認してください。対象者によっては、最初に肯定した内容を、あとで否定、修正する場合もあります。

### ■ その背景要因は続きそうか

> 例：「今話していただいたストレスの要因は、どれぐらい続きそうですか？　改善の見込みはありますか？」

　ストレス要因が継続する見込みが高く、改善の見込みがなければ、対象者の状態が悪化するリスクがあるので、事業者への指示、定期的なフォローをする必要性が高まります。

### ■ 仕事のやりがい

> 例：「○○さんは、お仕事にやりがいを持っていますか？　ここでの話は上司には伝えませんので。」

　やりがいが高ければ、ストレスに耐えられる場合もあります。ストレスが高くて、かつ、やりがいがない場合は、対象者の状態が悪化するリスクがより高いと言えます。

### ■ 業務外の背景要因

> 例：「ところで、ストレスについて、業務外、プライベートでは、要因として何か思い当たることはありますか？」

　ただし、業務外の要因については、対象者が自発的に話し出さない限り、質問を重ねないでください。事業者の健康管理の範囲を超え、場合によっては「プライバシーの侵害」とみなされるおそれがあります。

## 《対象者の話を聞く際のポイント》

### ◎ 対象者の訴えを繰り返す

「わからない」「困っている」「悩んでいる」「ストレスだ」「…できない」などといった悩みを訴えられた場合、対象者の言葉を繰り返すと、産業医が対象者の話を傾聴、理解、共感していることが伝わります。

> 例：「よく寝たという感じがしないのですね。」
> 「帰宅が22時になることがあり、休日も少し仕事をしてしまうことがあるのですね。」
> 「声をかけづらいのですね。」
> 「スケジュール表を見ても、ほとんど空欄がない状態なのですね。」
> 「上司と話し合う時間がないのですね。」

### ◎ 対象者の訴えを聞くときの姿勢

対象者が悩みを訴えているときは、産業医は少し前傾姿勢で話を聞くようにしてください。前傾姿勢をとることにより、産業医が傾聴、共感していることがさらに対象者に伝わります。

### ◎ 対象者の話の要約と確認

対象者の発言をときどき要約して、確認してください。対象者の話と産業医の理解が一致しているか確認できますし、対象者は「自分の話をよく聞いて、理解してくれている」と感じます。

> 例：「では、体調で問題なのは、睡眠の問題があって、疲れが抜けないことですね？
> そして、自信がもとからなくて、上司に責められている感じがあるのですね？」
> 「寝るために、お酒やタバコを使われていて、息抜きができていないのですね？」

### ◎ 質問はニュートラルな表現で

質問する際は、「○○については、どうですか？」と、なるべくニュートラルな表現を使い、対象者が自分の思うことを回答できる質問をしてください。

> 例：「食欲はいかがですか？」
> 「やる気、意欲はいかがですか？」
> 「仕事での集中力はいかがですか？」
> 「部下の方たちとの関係はいかがですか？」

一方、状況を明確に把握しなければいけない場合は、「仕事に支障はありますか？」「では、部下とあまりコミュニケーションがとれていないのですね？」などと具体的に質問して確認します。

◎「高ストレス者」という表現

　厚生労働省の「労働安全衛生法に基づくストレスチェック制度実施マニュアル」では高ストレス「者」という表現を使っていますが、高ストレスは対象者の「状態」であり、変化しえます。「者」という用語を用いると、高ストレスが、対象者の変化しない「属性」のように聞こえてしまいますので、面接指導等では、「ストレスが高い状態」「高ストレス状況」などと、変化しうることが対象者に伝わるように表現するのが適切だと思われます。

　そのほかにも、対象者に対する言葉使いは、本書の例のとおりである必要はありません。それぞれの問いかけの目的が達成されるように、ご自分に合った表現をしてください。

---

## ステップ8　　ストレスの背景要因のまとめと対処法

▶ ストレスの背景要因のまとめ、ストレスへの対応についての話し合い、産業医からの提案、「高ストレス者性格チェックシート」の振り返りと自習サイトの情報提供、受診の勧奨

　報告書・意見書を作成するための前段階として、ストレスの背景要因や対応について話し合い、対象者の性格傾向の確認と対処、受診にメリットがあると思われる場合の勧奨を行います。

### ■ ストレスの背景要因のまとめ

> 例：「そうしますと、○○さんのストレスの要因としては、10ぐらいのプロジェクトの進捗を把握しなければいけないけれども、部下に声をかけづらいので情報収集に時間がかかり、ご自分でもプロジェクトを抱えているのでスケジュールが多忙で、上司に怒られることがあり、業務が少しご自分に向いていないかなと思われる点があるわけですね。職場では、同僚や前任の課長さんも体調を崩されていて、現在の○○さんのストレスの要因は、今のところ、あまり改善される見込みがないということですね？」

　ストレスの背景要因を総括して対象者と確認し、対応についての話し合いにつなげていきます。

### ■ 対応についての話し合い

> 例：「ストレスの要因を改善するにはどうするのがよいか、○○さんご自身のお考えはありますか？」

　まず、対象者自身がストレスへの対応についてどう思っているか、確認してください。

## ■ 産業医からの提案

> 例：「ストレスへの対処方法として、上司の方から言ってもらったりとか、例えば定期的なミーティングの時間を作ってもらったりするとよいでしょうか？」
> 「上司の方と定期的に、例えば週1回30分とか10分とかでも話し合いができたりするとよいですか？」

対応について、産業医からも適宜提案を行ってください。

## ■ チェックシートの振り返りと自習サイトの情報提供

様式1「高ストレス者性格チェックシート」（➡ P9）を振り返り、対象者が性格について悩んでいる場合は、I-3⑵ 自習サイトによるセルフケア（➡ P16）の情報を提供してください。

> 例：「○○さんの性格として、悲観的、心配性という傾向があるようですね。もし、性格とか対人関係に関するストレスをやわらげたいと思われる場合は、そういうことについて自習できるサイトがあります。カウンセリングなどをしてくれる機関もありますから、ご希望があれば、お伝えください。」

一方、対象者が性格についての話し合いを嫌う場合は、このやりとりは不要です。

## ■ 受診の勧奨

専門医の治療を受けることが対象者のメリットになるのではないかと判断される場合には、産業医の責任を果たすために、受診勧奨を行ってください。受診勧奨をせずに対象者の状態があとで悪化した場合、産業医の責任を問われる可能性がないとは言えません。

> 例：「○○さん、体調にちょっと影響がみられていて、お酒もちょっと増えていらっしゃいますので、何か対応を考えたほうがよいと思われます。」
> 「睡眠で少し困っていらっしゃるので、睡眠の専門である精神科や心療内科で睡眠薬を処方していただくとよいかもしれません。」

ただし、**対象者が一応の業務ができている状況であれば、産業医の受診勧奨を受け入れなくても、対象者の決定を尊重してください。その場合は、対象者が自分でできる工夫について話し合ってください。**受診勧奨や自分でできる工夫についての話し合いをすれば、産業医としての責務は果たされます。

> 例：「薬に頼らずに睡眠を改善するには、軽い運動ができるとよいと思います。休日にお子さんと一緒に運動できますか？ もともとはジョギングなどされていたのでしたね？」

### ■ 就業上の配慮に関する確認

様式6「業務状況シート」（➡ P27）のスコアの平均が3以上の場合は、次のように尋ねます。

> 例：「ストレスはかかっていても、業務にはあまり支障が生じていないようですね。就業上の配慮を検討する必要を感じておられますか？」

「業務状況シート」のスコアの平均が2以上3未満である場合は次のように尋ね、本人の要望や希望がある場合は、十分に情報を収集したうえで就業上の措置に係る意見書の作成の要否を慎重に検討し、必要に応じて事業者に提出します。

> 例：「就業上の配慮について検討したほうがよいと思います。いかがですか？」

「業務状況シート」のスコアの平均が2未満である場合には次のように勧め、本人の要望や希望がある場合は、十分に情報を収集したうえで就業上の措置に係る意見書を作成し、事業者に提出します。

> 例：「上司の方ともよく相談したうえで、就業上の配慮を検討する必要があると思います。」

## 《受診の勧奨を行う際に役立つサイト》

受診の勧奨を行うときにスムーズに近隣の専門の医療機関を紹介できるように、以下のウェブサイトを活用してリストアップしておきましょう。

- 公益社団法人日本精神神経科診療所協会
  http://www.japc.or.jp/
- 公益社団法人日本精神科病院協会
  https://www.nisseikyo.or.jp/
- 一般社団法人日本うつ病リワーク協会リワーク施設一覧
  http://www.utsu-rework.org/list/

## ステップ9　　報告書・意見書の内容と今後の確認

▶ 報告書・意見書の内容と今後の対応の確認：対象者と相談しながら報告書・意見書を作成することの明確化、ストレスの要因の再確認、対応策の提案、支援目的の明確化、報告書・意見書の内容の確認、今後のフォローの確認、対象者からの付け加えの確認、必要時の連絡の指示

　面接指導の仕上げとして報告書・意見書を作成します。対象者が安心するように、対象者と相談しながら、対象者を支援する目的で報告書・意見書を作成することを伝えます。ストレスの要因を再確認して、対応策を提案し、報告書・意見書の内容について確認します。受診勧奨に対し本人が受診することに同意した場合には、報告書・意見書にその旨を記載しておきます。また、事業者に対する対象者が受診することへの配慮について報告書・意見書に記載しておくことを、本人と確認しておきます。

　その後、今後のフォローの確認、対象者からの付け加えの確認、必要時の連絡の指示を加えると、産業医に対する対象者の信頼がさらに増します。

　なお、報告書・意見書の様式例は厚生労働省のウェブサイト※からダウンロードできます。

※ 厚生労働省ウェブサイト（2024年3月6日アクセス）
- 「長時間労働者、高ストレス者の面接指導に関する報告書・意見書作成マニュアル」
  https://www.mhlw.go.jp/stf/seisakunitsuite/bunya/0000055195_00013.html
- 「医師が作成する報告書・意見書の様式（例）」
  https://www.mhlw.go.jp/content/000901969.doc

### ■ 報告書・意見書を作成することの明確化

> 例：「最後に、伺ったお話を踏まえて、会社に提出する報告書・意見書をどういうふうに書くか、ご相談したいと思います。」

　対象者が安心するように、「対象者の意見を取り入れながら、報告書・意見書を作成する」ことを伝えます。

### ■ ストレス要因の再確認

> 例：「○○さんのストレスの主な要因は、上司に相談できる時間がなく、部下とも十分にコミュニケーションがとれないために、10のプロジェクトの進捗を直接ミーティングに出て把握していて、また、ご自分でもプロジェクトを抱えているので、残業時間が長くなっていることですね？」

　報告書・意見書で対応策の提案をするために、もう一度、ストレスの要因について再確認します。

### ■ 報告書・意見書に記載する対応策の提案

> 例：「現在50時間くらい残業されているようですが、残業制限するように上司に提案しましょうか？」
> 「上司との定期的な面談が望ましいと書きましょうか？」
> 「部下の声がけについても、上司の方に、部下を入れた形での定期的なミーティングとか進捗管理の場を作っていただくように、お願いしましょうか？」
> 「『○○さんの状態は大丈夫です』という書き方もできなくはありませんが、同僚の方や前任の課長さんも体調を崩されているので、それでよいでしょうか？」

　対象者が対応策を拒否する場合は、報告書・意見書には入れられません。一方、何らかの対応策が必要と思われる場合は、根拠を示しながら話し合ってください。

### ■ 支援目的の明確化

> 例：「どういう内容だったら○○さんの助けになりそうですか？」

　報告書・意見書による事業者への指示は対象者への支援が目的であることを、明確にしてください。

### ■ 報告書・意見書の内容の確認

> 例：「では、報告書・意見書には、上司との定期的な話し合いが望ましいこと、上司に部下との進捗管理の場を作っていただくことについて、書かせていただきます。残業時間の制限については触れません。」

　報告書・意見書に書く内容について、最終的に対象者と確認してください。これによって産業医に対する対象者の信頼が高まります。

### ■ 今後のフォローの確認

> 例：「今後ですが、もしよければ1か月か2か月に1回、様子を聞かせていただいて、フォローさせていただきたいと思いますが、よろしいでしょうか？」

　引き続きフォローが望ましいと判断される場合は、その旨を対象者に提案してください。対象者がフォローを拒否する場合は、「では、何かありましたら、いつでも声をかけてください」と、支援はいつでも可能であることを伝えます。

### ■ 対象者からの付け加えの確認

> 例：「あと何か、○○さんのほうからございますか？」

　念のため、対象者からほかに希望がないか確認してください。こういった問いかけをすると、対象者は「丁寧な対応をしてもらった」と感じます。

### ■ 上司との話し合いに関する確認

> 例：「また、上司から報告書・意見書の内容についての問い合わせがあった際には、○○さんも一緒にお話ししませんか？」

　対象者の同意がない限り、対象者抜きで上司との話し合いをするのは避けたほうがよいでしょう。本人と上司の間の意見や考え方を調整するためにも、話し合いは一緒にするのが望ましいと言えます。

### ■ 必要時の連絡の指示

> 例：「そうしましたら、また来月か再来月ぐらいに、お声がけさせていただこうと思います。その間にまた何かあって、私たちでお役に立てそうなことがあれば、ご連絡ください。」

　こういった指示をすると、対象者は「丁寧な対応をしてもらった」と感じます。


## 《ハラスメントの話題が出たときの注意事項》

　ハラスメント対応は軽々に判断しないことが大切です。そのため、産業医1人で対応を判断するべきではありません。面接指導の際にハラスメントの話が出た場合には、1回の面接指導で結論を出さず、場を改めるようにします。

　場合によっては人事等に相談することもできます。

　（社内にハラスメント相談窓口が設置されていれば）本人の話を聞いたうえで、本人の意向を尊重することを前提として、社内に設置されているハラスメント相談窓口等への相談を勧めることもできます。

　産業保健総合支援センターの専門家等に相談して、対応方法を考えることもできます。

## ■ 様式 8 -1 「面接指導結果報告書・就業上の措置に係る意見書」（データ DL ➡ P73）

専属産業医の経験が 20 年以上の日本産業衛生学会指導医の記入例

### 面接指導結果報告書

| 対象者 | 氏名 | 三松 一人 | 所属 | 開発課 |
|---|---|---|---|---|
| | | | 男・女 | 年齢 41 歳 |

| 勤務の状況<br>（労働時間、労働時間以外の要因） | 長時間残業が発生している | |
|---|---|---|
| 心理的な負担の状況 | （ストレスチェック結果）<br>A. ストレスの要因 5 7 点<br>B. 心身の自覚症状 8 9 点<br>C. 周囲の支援 2 5 点 | （医学的所見に関する特記事項）<br>特記すべき事項なし |
| その他の心身の状況 | ⓪ 所見なし 1. 所見あり（　　　　　　　　　　　　　　） | |
| 面接医師判定 本人への指導区分<br>※ 複数選択可 | 0. 措置不要<br>① 要保健指導<br>2. 要経過観察<br>③ 要再面接（時期：　　　　　　）<br>4. 現病療継続 又は 医療機関紹介 | （その他特記事項） |

### 就業上の措置に係る意見書

| | | | |
|---|---|---|---|
| 就業区分 | ⓪ 通常勤務 1. 就業制限・配慮 2. 要休業 | | |
| 就業上の措置 労働時間の短縮<br>（考えられるものに○） | 0. 特に指示なし | 4. 変形労働時間制または裁量労働制の対象からの除外 | |
| | 1. 時間外労働の制限<br>　　　　　時間／月まで | 5. 就業の禁止（休暇・休養の指示） | |
| | 2. 時間外労働の禁止 | 6. その他 | |
| | 3. 就業時間を制限<br>　　時　分～　　時　分 | | |
| 労働時間以外の項目<br>（考えられるものに ○ を付け、措置の内容を具体的に記述） | 主要項目 | a. 就業場所の変更 b. 作業の転換 c. 深夜業の回数の減少<br>d. 昼間勤務への転換 ⓔ その他 | |
| | 1) 本人と産業医による継続的（定期的）な面談機会の確保が必要と思われる。 | | |
| | 2) | | |
| | 3) | | |
| 措置期間 | 日・週・月　又は　　年　　月　　日～　　年　　月　　日 | | |
| 職場環境の改善に関する意見 | | | |
| 医療機関への受診配慮等 | 現時点では不要であるが、定期的なフォローの際に必要となった場合には実施する。 | | |
| その他（連絡事項等） | | | |

| 医師の所属先 | 20XX 年 XX 月 XX 日（実施年月日） | | 印 |
|---|---|---|---|
| 省略 | 医師氏名 | 省略 | 省略 |

出典：厚生労働省「医学的知見に基づくストレスチェック制度の高ストレス者に対する適切な面接指導実施のためのマニュアル 2021 年 9 月版」p.46

■ 様式 8 - 2「面接指導結果報告書・就業上の措置に係る意見書」(データ DL ➡ P73)

精神科専門医で嘱託産業医歴が 20 年以上の医師の記入例

| 面接指導結果報告書 | | | | |
|---|---|---|---|---|
| 対象者 | 氏名 | 三松 一人 | 所属 | 開発課 |
| | | | 男・女 | 年齢 41 歳 |
| 勤務の状況<br>(労働時間、労働時間以外の要因) | 相当の長時間労働あり、60 時間程度かと推定される | | | |
| 心理的な負担の状況 | (ストレスチェック結果)<br>A. ストレスの要因 57 点<br>B. 心身の自覚症状 89 点<br>C. 周囲の支援 25 点 | | (医学的所見に関する特記事項)<br><br>軽度のうつ状態の可能性あり | |
| その他の心身の状況 | 0. 所見なし ①. 所見あり ( 睡眠時間の不足がみられる ) | | | |
| 面接医師判定 | 本人への指導区分<br>※ 複数選択可 | 0. 措置不要<br>①. 要保健指導<br>2. 要経過観察<br>③. 要再面接(時期: )<br>4. 現病療継続 又は 医療機関紹介 | (その他特記事項) | |

| 就業上の措置に係る意見書 | | | |
|---|---|---|---|
| 就業区分 | | ⓪. 通常勤務 1. 就業制限・配慮 2. 要休業 | |
| 就業上の措置 | 労働時間の短縮<br>(考えられるものに○) | 0. 特に指示なし | 4. 変形労働時間制または裁量労働制の対象からの除外 |
| | | 1. 時間外労働の制限<br> 時間/月まで | 5. 就業の禁止(休暇・休養の指示) |
| | | 2. 時間外労働の禁止 | 6. その他 |
| | | ③. 就業時間を制限<br> 8 時 30 分 〜 20 時 まで | |
| | 労働時間以外の項目<br>(考えられるものに ○ を付け、措置の内容を具体的に記述) | 主要項目 | a. 就業場所の変更 b. 作業の転換 c. 深夜業の回数の減少<br>d. 昼間勤務への転換 e. その他 |
| | | 1) | |
| | | 2) | |
| | | 3) | |
| | 措置期間 | 日・週・月 又は 年 月 日〜 年 月 日 | |
| 職場環境の改善に関する意見 | 本人の同意が得られれば、上司を交えた産業医による面談を行いたい。 | | |
| 医療機関への受診配慮等 | 今後、本人の症状悪化が認められた場合には、医療機関の受診が必要となる。 | | |
| その他(連絡事項等) | | | |

| 医師の所属先 | 20XX 年 XX 月 XX 日 (実施年月日) | | 印 |
|---|---|---|---|
| 省略 | 医師氏名 | 省略 | 省略 |

出典:厚生労働省「医学的知見に基づくストレスチェック制度の高ストレス者に対する適切な面接指導実施のためのマニュアル 2021 年 9 月版」p.47

# 3　就業上の配慮見直しのための産業保健スタッフによる面接

　医師による面接指導の結果、就業上の配慮（業務制限）を行った対象者について、健康を害さないためにどのように業務負荷を設定することが妥当であるかを判断するための、本人、上司、面接担当者の間での情報の共有について説明します。

　なお、フォローアップ面接は、産業医、産業保健看護職などの産業保健スタッフが行います。

## 1　フォローアップ面接前の対応

　対象者本人に様式3「体調チェックシート」（➡ P18）と様式9「生活記録表（行動記録表）」（➡ P49）を、上司には様式6「業務状況シート」（➡ P27）を送付し、記入してもらいます。

## 2　フォローアップ面接時の手順

① 上司から「業務状況シート」を受け取り、内容を確認し、さらに、「本人が職位・職階にみあった作業をしているか」「周囲からみた本人の体調はどうか」「本人の就業状況のために周囲の社員に負担が生じていないか」について確認します。みあった作業をしていない場合は、みあった作業はどのような内容になるかを確認します。

② 本人から「体調チェックシート」と「生活記録表（行動記録表）」を2週分受け取り、内容を確認し、さらに体調について確認します。

### ■ 確認事項

1）体調がよくない場合は、仕事、仕事以外のストレス要因を尋ねます。

2）仕事に起因するストレス要因については、スキル不足、対人関係の影響について確認します。

3）仕事以外のストレスについては、情報収集は必要最低限とし、主治医、カウンセラー等と相談を行っているかを確認します。

## ■ 様式 9「生活記録表（行動記録表）」（データ DL ➡ P73）

No. _____

対象期間：　　　年　月　日 ～　　　年　月　日

氏名：

備考欄には、当日の体調や感じた事、
お薬の内服状況や睡眠などについても自由に記入いただけます。

記入例

| | ○月□日 | 月 日 | 月 日 | 月 日 | 月 日 | 月 日 | 月 日 | 月 日 |
|---|---|---|---|---|---|---|---|---|
| | 水曜日 | 曜日 | 曜日 | 曜日 | 曜日 | 曜日 | 曜日 | 曜日 |
| 時間 | 活動内容 | 活動内容 | 活動内容 | 活動内容 | 活動内容 | 活動内容 | 活動内容 | 活動内容 |
| 1：00 | | | | | | | | |
| 2：00 | | | | | | | | |
| 3：00 | 睡眠 | | | | | | | |
| 4：00 | | | | | | | | |
| 5：00 | | | | | | | | |
| 6：00 | 起床 | | | | | | | |
| 7：00 | 朝食 | | | | | | | |
| 8：00 | | | | | | | | |
| 9：00 | | | | | | | | |
| 10：00 | 運動 | | | | | | | |
| 11：00 | (○○スポーツ) | | | | | | | |
| 12：00 | | | | | | | | |
| 13：00 | 昼食 | | | | | | | |
| 14：00 | | | | | | | | |
| 15：00 | 図書館 | | | | | | | |
| 16：00 | | | | | | | | |
| 17：00 | 買い物 | | | | | | | |
| 18：00 | | | | | | | | |
| 19：00 | 家事手伝い | | | | | | | |
| 20：00 | 夕食 | | | | | | | |
| 21：00 | | | | | | | | |
| 22：00 | 就寝 | | | | | | | |
| 23：00 | 睡眠 | | | | | | | |
| 0：00 | | | | | | | | |
| 備考 | 起床はスッキリで、昼間の図書館でも集中して本が読めた。食欲あり。 | | | | | | | |

産業医との面接時には、こちらを 2 週間以上記入し、持参ください。

出典：厚生労働省「医学的知見に基づくストレスチェック制度の高ストレス者に対する適切
な面接指導実施のためのマニュアル 2021 年 9 月版」p.40

③「業務状況シート」と「体調チェックシート」の情報に基づいて、以下の場合分けで対応を行います。

**（a）みあった作業 ○ / 体調 ○**

順調な状況であり、業務制限を継続する必要があるかどうかを対象者と相談します。

**（b）みあった作業 × / 体調 ○**

対象者の体調は改善してきているので、業務内容のレベルアップについて相談します。

上司が考える「みあった作業」へのレベルアップをどのような流れで行うかについて、本人、上司、面接担当者の三者で話し合います。話し合いのなかでは、周囲に生じている影響について本人と情報を共有します（周囲への影響について本人が気づいていないことが多いので、情報を本人と共有したほうが、職場適応がより円滑に進みます）。

みあった作業で要求されるスキルが本人にあるかを確認します。スキルがあれば、本人と上司で業務の施行について打ち合わせを行います。スキルがない場合は、どういう方法でスキルアップの研修を行うことができるか、上司に確認します。

**（c）みあった作業 ○ / 体調 ×**

みあった作業を行うように本人は努力しているが、体調に影響が出ていると判断される状況です。

本人に現在の作業が継続できそうかを確認します。継続できそうな場合は、上司に「継続できそうだが、体調への影響は生じている」と情報を共有します。継続できそうにない場合は、本人、上司、面接担当者の三者で話し合います。話し合いのなかでは、周囲に生じている影響について本人と情報を共有したあと、本人の業務を軽減することが可能かについて検討します。

スキル不足については、どういう方法でスキルアップ研修が行われるかを上司から情報聴取し、本人にスキルアップ研修についてアドバイスします。

業務外のストレスについては、内容を詳しく聞かず、主治医、カウンセラー等に相談するように勧めます。また、「体調不十分」については本人から主治医に伝えるようアドバイスします。

**（d）みあった作業 × / 体調 ×**

主治医の診察、判断が必要であり、面接担当者による対応の枠組みを超えた状況です。

本人に現在の作業が継続できそうかを確認します。継続できそうな場合は、上司に「継続できそうだが、体調への影響は生じている」と伝え、周囲にどのような影響が生じるかについて確認します。本人には、体調が悪化しなければ、主治医の診察を予約どおりに受けるように、体調がさらに悪化した場合は、早めに主治医の診察を受けるように指

示します。現在の作業が継続できそうにない場合は、本人に、ただちに主治医の診察を
受けるように指示します。

# 4　裁量労働者への医師による面接指導

　一般的な業務の状況や心身の状況に加え、裁量労働制の趣旨に沿った働き方になってい
るかを念頭に、制度の良好点と要改善点を探る必要があります。労働基準監督署に届けて
ある「健康・福祉確保措置」（下記参照）を把握し、その内容が実施されているかどうか
を本人から確認するようにしましょう。

　面接指導の結果、当該事業場における「健康・福祉確保措置」が十分行われていなかっ
たり、実効性に乏しい内容と思わるなど制度措置そのものに問題がある場合は、対象者本
人よりも事業者に別途意見を提示して改善を促すとよいでしょう。

　措置に必要な要改善点は、それぞれ、① 対象者個人レベル、② 職場レベル、③ 事業場・
企業レベルで整理し、①は主に保健指導、②および③は事業者に報告する報告書・意見書
に反映する内容となります。

## 1　裁量労働制の理解

　裁量労働制は、業務を進める方法を労働者の裁量に大幅に委ねる必要がある場合に採用
します。実際の労働時間にかかわらず「みなし労働時間」分、労働したものとします。
　労働基準法第 38 条の 3、同第 38 条の 4 で規定されています。

### 種　類

● 「専門業務型裁量労働制」（専門性が高い 19 種類の業務 ➡ P54 参照）
● 「企画業務型裁量労働制」（企画・立案・調査・分析を行う業務）

### 健康・福祉確保措置

　所轄の労働基準監督署に「健康・福祉確保措置」を届け出ることと規定されています。
行政から以下のような項目が例示されており、面接指導後に提示する就業意見項目として
も参考となります。

● 勤務状況及びその健康状態に応じて、代償休日又は特別な休暇を付与すること

◎ 勤務状況及びその健康状態に応じて、健康診断を実施すること

◎ 働き過ぎの防止の観点から、年次有給休暇についてまとまった日数連続して取得することを含めてその取得を促進すること

◎ 心とからだの健康問題についての相談窓口を設置すること

◎ 勤務状況及びその健康状態に配慮し、必要な場合には適切な部署に配置転換をすること

◎ 働き過ぎによる健康障害防止の観点から、必要に応じて、産業医等による助言、指導を受け、又は対象労働者に産業医等による保健指導を受けさせること

参考資料：労働基準法第 38 条の 4 第 1 項の規定により同項第 1 号の業務に従事する労働者の適正な労働条件の確保を図るための指針（平成 11 年 12 月 27 日 労働省告示第 149 号）

## 2　高ストレス者への面接指導の際の確認事項と措置

### ① 裁量労働制が適用となった経緯の確認

　本来は、対象業務を遂行する知識・経験を有していて裁量労働制による働き方に同意した者が裁量労働制の対象とされていますが、何らかの諸事情により、十分な知識・経験に乏しい者が、あるいは不本意な同意に基づいて適用されている場合、心理的負担が高くなることが考えられます。

### ■ 想定される例

　年間の労働時間が 36 協定※締結分を超過しそうなので、その回避のため年度途中から裁量労働制適用に同意するよう上司に求められた。

　　対応：こうした背景要因が高ストレスの要因と推察される場合、本人に同意を得たうえで上司と共有し、解決を促すことも検討しましょう。あるいは、設置が定められている苦情処理措置での相談を提案することも考えられます。

　※ 参考：厚生労働省ウェブサイト「36 協定で定める時間外労働及び休日労働について留意すべき事項に関する指針」（2024 年 3 月 6 日アクセス）

　　https://www.mhlw.go.jp/content/000350731.pdf

### ② 業務遂行に必要な生活リズムの確立

　裁量労働制の場合、定時に労働を開始しなくてもよくなることから、生活リズムが乱れやすくなります。生活リズムが乱れていると考えられる場合、上司・同僚との業務連携やコミュニケーションに支障が出ていないかどうか、様式 6「業務状況シート」（→ P27）を活用し、あるいは人事労務担当者を通じて確認します。また、必要に応じて生活リズム改善※や睡眠衛生指導などを実施します。

※ 参考：広島国際大学「生活リズム健康法 ―日常生活に取り入れよう―」(2024年3月6日アクセス)
　　　　https://www.hirokoku-u.ac.jp/assets/images/other/kenkouhyakka/03.pdf

### ③ 就業措置に関する確認・留意事項

　裁量労働制では、対象業務の遂行の手段および時間配分の決定等に関し、使用者が具体的な指示をしないことも適用要件とされています。そのため、業務遂行手段や業務の時間配分の変更や緩和を就業措置として促す場合、裁量労働制の対象からの除外を検討する必要が出てくる可能性があります。

　本人の担当業務内容や処遇（みなし労働時間分の給与への影響など）を含め、キャリア形成等に影響するかもしれませんので、安易に提示することなく、まずは本人の希望・意向を確認し、上司や人事担当者が同席する場を別途設定する等、慎重に進めましょう。

### ■ 図表 1　裁量労働制の面接指導および事後措置における留意点 まとめ

［参考］厚生労働省
　　　　https://www.mhlw.go.jp/stf/seisakunitsuite/bunya/koyou_roudou/roudoukijun/
　　　　roudouzikan/sairyo.html

| | 専門業務型裁量労働制 | 企画業務型裁量労働制 |
|---|---|---|
| **趣旨・位置付け** | 業務遂行の手段や方法、時間配分等を大幅に労働者の裁量にゆだねる必要がある | 事業活動の中枢にある労働者が創造的な能力を十分に発揮し得る環境づくり |
| **対象業務** | 研究開発、情報システム、取材・編集、弁護士など | 本社などにおける企画、立案、調査及び分析 |
| **法的効果** | 実際の労働時間と関係なく、労使で定めた時間労働したものとみなす<br>※ 休憩、法定休日や、深夜業の割増賃金の規定は原則どおり適用 | |
| **ストレス反応や要因・支援の確認・留意点** | ● 現在抱えている主な案件と次の時間的区切り（月末、期末、連休入り）を想定しての見通し【量的負担】【質的負担】【不安】<br>● 仕事における裁量が実際にあると感じられるか【コントロール】<br>● 睡眠や余暇など、仕事以外の時間が確保できるか【活気】～【身体愁訴】 | |
| | ● 専門的な能力を発揮できているか【技能活用度】<br>● 仮に現勤務先を辞めても専門職としてやれる自信はあるか【適性】【満足度】 | ● 創造的な能力を発揮できているか【働きがい】<br>● 経営層を含む上司との関係【対人関係】【上司支援】 |
| **医師の意見～事後措置での留意点** | ● いまの職場・仕事を続けるうえでの健康・安全の確保<br>● 実際に裁量がある状態の確保 | |
| | ● 現勤務先に限らないキャリア形成 | ● 社内におけるキャリア形成 |

【　】内は対応する職業性ストレス簡易調査票の下位尺度

出典：厚生労働省「医学的知見に基づくストレスチェック制度の高ストレス者に対する適切な
　　　面接指導実施のためのマニュアル 2021年9月版」p.26

### ■ 図表2 専門業務型裁量労働制（19種類の業務）

https://www.mhlw.go.jp/general/seido/roudou/senmon/index.html

1）新商品若しくは新技術の研究開発又は人文科学若しくは自然科学に関する研究の業務

2）情報処理システム（電子計算機を使用して行う情報処理を目的として複数の要素が組み合わされた体系であってプログラムの設計の基本となるものをいう。7）において同じ。）の分析又は設計の業務

3）新聞若しくは出版の事業における記事の取材若しくは編集の業務又は放送法（昭和25年法律第132号）第2条第4号に規定する放送番組若しくは有線ラジオ放送業務の運用の規正に関する法律（昭和26年法律第135号）第2条に規定する有線ラジオ放送若しくは有線テレビジョン放送法（昭和47年法律第114号）第2条第1項に規定する有線テレビジョン放送の放送番組（以下「放送番組」と総称する。）の制作のための取材若しくは編集の業務

4）衣服、室内装飾、工業製品、広告等の新たなデザインの考案の業務

5）放送番組、映画等の制作の事業におけるプロデューサー又はディレクターの業務

6）広告、宣伝等における商品等の内容、特長等に係る文章の案の考案の業務（いわゆるコピーライターの業務）

7）事業運営において情報処理システムを活用するための問題点の把握又はそれを活用するための方法に関する考案若しくは助言の業務（いわゆるシステムコンサルタントの業務）

8）建築物内における照明器具、家具等の配置に関する考案、表現又は助言の業務（いわゆるインテリアコーディネーターの業務）

9）ゲーム用ソフトウェアの創作の業務

10）有価証券市場における相場等の動向又は有価証券の価値等の分析、評価又はこれに基づく投資に関する助言の業務（いわゆる証券アナリストの業務）

11）金融工学等の知識を用いて行う金融商品の開発の業務

12）学校教育法（昭和22年法律第26号）に規定する大学における教授研究の業務（主として研究に従事するものに限る。）

13）公認会計士の業務

14）弁護士の業務

15）建築士（一級建築士、二級建築士及び木造建築士）の業務

16）不動産鑑定士の業務

17）弁理士の業務

18）税理士の業務

19）中小企業診断士の業務

■ 図表3　産業医が、高ストレス者に対する面接指導と事後措置を行うために参考としている情報

| | |
|---|---|
| 1．労働安全衛生法に基づくストレスチェック制度実施マニュアル<br>（厚生労働省労働基準局安全衛生部労働衛生課産業保健支援室：改訂 令和３年２月）<br>https://www.mhlw.go.jp/content/000533925.pdf | 59.3% |
| 2．ストレスチェック制度導入ガイド<br>https://www.mhlw.go.jp/bunya/roudoukijun/anzeneisei12/pdf/160331-1.pdf | 27.9% |
| 3．ストレスチェック制度簡単導入マニュアル<br>https://www.mhlw.go.jp/bunya/roudoukijun/anzeneisei12/pdf/150709-1.pdf | 25.0% |
| 4．数値基準に基づいて「高ストレス者」を選定する方法<br>https://www.mhlw.go.jp/bunya/roudoukijun/anzeneisei12/pdf/150803-1.pdf | 15.0% |
| 5．こころの耳：働く人のメンタルヘルス・ポータルサイト<br>https://kokoro.mhlw.go.jp/ | 10.0% |
| 6．みんなのメンタルヘルス<br>　現在は次のサイトに情報を掲載。<br>　こころの情報サイト　https://kokoro.ncnp.go.jp | 8.6% |
| 7．【お知らせ】労働基準監督署への報告書の提出について<br>https://www.mhlw.go.jp/bunya/roudoukijun/anzeneisei12/pdf/151203-1.pdf | 7.1% |
| 8．情報通信機器を用いた面接指導の実施について<br>https://www.mhlw.go.jp/bunya/roudoukijun/anzeneisei12/pdf/150918-1.pdf | 5.0% |
| 9．認知行動療法研修開発センター e ラーニング<br>https://cbtt.jp/videolist/ | 1.4% |
| 10．うつめど。：UTSMeD<br>http://www.utsumed-neo.xyz/ | 1.4% |
| ※ オンラインで面談指導を実施する際には以下のリンクが参考になります。<br>**オンラインによる医師の面接指導を実施するにあたっての留意事項**<br>https://www.johas.go.jp/sangyouhoken/johoteikyo/tabid/1942/Default.aspx | |

出典：厚生労働省「医学的知見に基づくストレスチェック制度の高ストレス者に対する適切な面接指導実施のためのマニュアル 2021 年 9 月版」p.28

# 5 オンラインによる面接指導のポイント

　最近では、情報通信機器を用いたオンライン面接へのニーズも高まっています。

　労働安全衛生法に規定された医師による面接指導をオンラインで行うことについては、次の法令で、基本的な考え方と留意事項、面接指導に用いる情報通信機器の要件が示されています。

- 厚生労働省労働基準局長通知「情報通信機器を用いた労働安全衛生法第66条の8第1項、第66条の8の2第1項、第66条の8の4第1項及び第66条の10第3項の規定に基づく医師による面接指導の実施について」（平成27年9月15日 基発0915第5号、一部改正令和2年11月19日 基発1119第2号）

　また、次の法令では、産業医が職務の一部をオンラインで行う際の留意点がまとめられています。

- 「情報通信機器を用いた産業医の職務の一部実施に関する留意事項等について」（令和3年3月31日 基発0331第4号）。

　面接指導では、対象者とのやりとりや、表情、しぐさ、話し方、声色などの様子から、対象者の疲労やストレスその他の心身の状況を把握し、それらの情報をもとに必要な指導や就業上の措置に関する判断を行うことが必要ですが、それはオンラインによる面接指導でも同じことです。

　ここでは、通知で示された要件や、オンライン面接ならではの注意点、実施のポイントなどを紹介します。なお、オンラインによる面接指導を実施する場合は、次の点にも注意しましょう。

- 情報通信機器を用いた面接指導の実施方法等について、事前に労働者に周知することが必要です。そのためにも、衛生委員会等で調査審議を行いましょう。
- 対象者の心身の状況等をより正確に確認するために必要と医師が考える場合は、オンラインではなく直接対面での面接指導を行う必要があります。

## ① 面接指導を実施する医師の要件

　まず、オンラインによる面接指導を実施する医師については、表1のいずれかの要件を満たすことが望ましいとされています。

### ■ 表1　オンラインによる面接指導を実施する医師に求められる要件

次のいずれかを満たすことが望ましい。
- □ 対象者が所属する事業場の産業医
- □ 過去1年以上、対象者が所属する事業場で労働者の日常的な健康管理に関する業務を担当している医師
- □ 過去1年以内に、対象者が所属する事業場を巡視したことがある医師
- □ 過去1年以内に、対象者に指導等を実施したことがある医師

## ② 面接指導に用いる情報通信機器とアクセス環境

　面接指導に用いる情報通信機器には、表2のすべてを満たすことが求められます。

### ■ 表2　面接指導に用いる情報通信機器に必要な要件

次のすべてを満たすこと。
- □ 面接指導を行う医師と対象者とが相互に表情、顔色、声、しぐさ等を確認できること。
- □ 映像と音声の送受信が常時安定しかつ円滑であること。
- □ 情報セキュリティ（外部への情報漏洩の防止や外部からの不正アクセスの防止）が確保されること。
- □ 対象者が面接指導を受ける際の情報通信機器の操作が複雑、難解ではなく、容易に利用できること。

オンライン会議システムとして、「Zoom」「Google Meets」「Microsoft Teams」などは認知度が高くよく利用されています。ただ、それぞれ仕様が異なるので、どのシステムを使用するか、事業場とあらかじめ打ち合わせておく必要があります。また、面接指導の要件を満たすには、おたがいの表情、顔色、声、しぐさなどが確認できる必要があります。通信時の映像や音声などに問題がないかも、事前にテストしておくとよいでしょう。

対象者や面接指導を実施する医師がどこからオンライン会議システムにアクセスするかによって、情報セキュリティの環境は異なります。したがって、次の点が大切です。

- 事業場内、自宅、医療機関など、アクセス場所を明確にして、そこが情報セキュリティの要件を満たしているか、事前に確認しておきます。面接指導の内容が第三者に知られることがないような環境を整備するなど、対象者のプライバシーに配慮することが必要です。
- 対象者にできるだけ情報セキュリティが守られる環境からアクセスするよう依頼しましょう。
- 面接指導を実施する医師の環境が情報セキュリティの守られた環境であることを伝えましょう。

加えて、事業場のなかには、通信環境の改善のために、オンライン会議時のビデオオフを慣習としているケースもあります。ですので、面接指導はビデオオンで行うことを事前に伝え、背景に個人情報や業務上秘匿すべき情報などが映り込むことのないように注意を促しておくようにしましょう。

### 3 対面による面接ではないことによる留意点

面接指導では、対象者の表情や顔色、声、しぐさなどをしっかり確認しながら進めることが大切です。もし対象者がマスクを着用していたら、マスクを外した状態で面接を受けるようにお願いしましょう。また、面接のなかでは、音声がきちんと聞こえているかを定期的に確認する必要があります。

直接対面による面接と比べ、画面を通した面接では受け取れる情報の質や量が少なくなりがちです。相手がいる空間の雰囲気などもわかるとは限りませんので、感情の行き違いなども避けるため、以下の点を踏まえて面接指導を進めることがおすすめです（表3）。

---

**■ 表3　オンラインによる面接指導実施中の留意点**

☐ アイスブレイクを入れ、相手の緊張を和らげるようにする。

☐ 対象者の顔（＝カメラ）をしっかり見ながら話す。

☐ 笑顔を織り交ぜるなどして、和やかな雰囲気になるよう配慮する。

☐ 表情、身振り、手振りを大きくする。

☐ 対象者が聞き取りやすいように、意識的にゆっくり話す。

☐ 適度に相槌を挟むなど、対象者への支持的な態度をリアクションで示す。

☐ 対象者の生活習慣や働き方に問題があった場合も避難的な言動はせず、改善方法について話し合う。

☐ 希死念慮が疑われる訴えがあった場合（特にメンタルヘルス不調者に対応しているとき）は、特に慎重に対応する。

---

**4　緊急時の連絡先や対応体制の整備**

　通信の状況等により接続が不安定な場合の緊急連絡先をどうするか、また、面接指導の結果のフィードバック方法について、あらかじめ事業場と確認しておきましょう。

　また、面接指導のなかで医師が希死念慮など緊急に対応すべき兆しを把握した場合に、対象者が面接指導を受けている事業場・場所の近隣の医師や、その事業場の産業保健スタッフ等による緊急時対応がすぐにとれる体制を整えておくことは、とても大切です。事業場と事前に打ち合わせ、確認しておくとよいでしょう。

---

**■ 表4　オンラインによる面接指導を行ううえで整えておくべき条件**

☐ オンラインによる面接指導の実施方法について、衛生委員会等で調査審議を行ったうえで事前に労働者に周知していること。

☐ 面接指導の内容が第三者に知られることがない環境を整備し、対象者のプライバシーに配慮していること。

☐ 医師が緊急対応すべき徴候を把握した際に、近隣の医師らと連携して対応したり、その事業場の産業保健スタッフ等が対応するなどの緊急時対応体制が整備できていること。

---

**⑤　リモートワークによる長時間労働者への対応**

　近年、リモートワークを導入する事業場も増えていますが、そこには次のようなメリット、デメリットがあります。

### ◉ リモートワークの主なメリット

　より時間や場所の有効活用が可能となり、仕事、育児、余暇活動などのワーク・ライフ・バランスがとりやすくなります。
　疾患のある労働者が治療と仕事を両立しやすくなります。

### ◉ リモートワークの主なデメリット

　管理監督者や上司の目が出社勤務に比べて行き届かなくなることから、仕事の「オン」と「オフ」との境目が曖昧になりやすく、休憩を後回しにしてしまう（しっかりとらない）ことがあります。
　同じ理由で、だらだらと残業してしまう、業務時間以外にも仕事のメールに対応してしまうなどして、結果として長時間労働になってしまうケースも発生します。

　リモートワークによる長時間労働者に面接指導を行う場合は、リモートワーク特有のポイントを踏まえたうえで、原因分析や対策の立案などを行うことが求められます。面接指導実施時には、対象者の「勤務の状況（労働時間、労働時間以外の要因）」と「心理的な負担（ストレス）と心身の状況」を確認するようにします。
　また、リモートワークにおける時間外・休日労働の労働時間管理や長時間労働対策については、厚生労働省が公開している「テレワークにおける適切な労務管理のためのガイドライン」なども参考になります。

厚生労働省
「テレワークにおける適切な労務管理のためのガイドライン」
（2024年3月6日アクセス）
　https://www.mhlw.go.jp/content/11911500/000683359.pdf

■ 表5　リモートワークにおける勤務の状況の確認ポイント

☐ 労働時間は適切に記録できているか。従来と労働時間に変化はないか。

☐ 休憩時間は適切にとれているか。

☐ 上司、同僚とのコミュニケーションは適切にとれているか。

☐ 上司、同僚からのサポートは得られているか。

☐ 周囲の雑音、通信環境の不具合、同居者による干渉など、業務や仕事の
　進め方などに影響を与えるストレス要因はあるか。

☐ ワーク・ライフ・バランスの変化はないか。

■ 表6　リモートワークにおける心理的な負担と心身の状況の確認ポイント

☐ 言動、表情、受け答え、身だしなみなどに変化はないか。イライラ感は
　あるか。

☐ 孤立感や疎外感を感じていないか。

☐ 運動習慣や食習慣、睡眠時間などに変化はないか。飲酒量や喫煙量が増
　えていないか。

☐ 体調の悪さを感じていないか。

☐ 仕事と仕事以外の切り分け、気分転換ができているか。

　加えて、独立行政法人労働者健康安全機構では、オンラインによる医師の面接指導を実
施するにあたっての留意事項について講義形式の動画を作成し、同機構のウェブサイトと
YouTube 上で公開しています。また、講義内容を簡潔にまとめた PDF の配布もしています。
これらも参考にするとよいでしょう。

《参考》
独立行政法人労働者健康安全機構
「オンラインによる医師の面接指導を実施するにあたっての留意事項」
（2024 年 3 月 6 日アクセス）
　https://www.johas.go.jp/sangyouhoken/johoteikyo/tabid/1942/Default.aspx
　https://www.johas.go.jp/Portals/0/data0/sanpo/pdf/online_mensetsusidou_
　ryuizikou0430.pdf

# 第Ⅲ章

こんなときはどうする？
面接指導 Q&A

## Q1 高ストレス状況が繰り返されているケースでは、どう対応するとよいですか。

**A** 高ストレスの状況が続いているということは、本人・職場のどちらか、あるいは両方に持続的な要因がある可能性があります。面接指導のやり取りは通常どおりで大丈夫ですが、このまま放ってはおけないのではないか、介入の必要があるのではないか、という懸念はありますので、面接指導の最後のまとめのところで「これだけ高ストレスの状態が続いているので、少し介入を考えたほうがよくはありませんか」と、少し踏み込んで提案してください。

## Q2 通院中の対象者のケースでは、どんな点に気を付け、どう対応するとよいですか？

**A** 通院しているということは、現在何か症状があるわけですから、ある意味では状態が重いと言えます。一方、主治医という専門家がついているわけですから、産業医が単独で対応を考えなくてもよくなります。

そこで、対象者に対して、「主治医は治療を、産業医は健康管理を、それぞれの役割として担っています。主治医と産業医が連携して協力できれば、あなたのためにさらに良い体制を作っていくことができます」と、説明してください。

主治医は情報の守秘を気にしますので、このことについては対象者に、「職場におけるあなたへの配慮について考えるために、あなたについての情報を適切に私（産業医）に提供してください、というふうに、あなたから主治医に依頼していただけると、あなた（本人）・主治医・私（産業医）の連携がより円滑に進みます」と説明してください。

## Q3 既往歴がある対象者のケースでは、どんな点に気を付け、どう対応するとよいですか？

**A** 過去に通院歴があっても、現在は通院していないのであれば、過去においてはそういうリスクがあったというだけですので、面接指導のやりとり自体は通常どおりに進めて大丈夫です。ただし、まとめのところで「何か介入を考えたほうがいいのではないですか。」と、少し踏み込んで提案してください。

## Q4 個人情報保護、守秘義務について細かく聞いてくる場合、どう対応すればよいですか？

**A** 　メンタルヘルスでは、強制入院（医療保護入院や措置入院など）が必要なほど本人の状態が悪い場合には、本人の同意を得ずして情報を関係者と共有しなければいけない場合があります。しかし、高ストレス者への面接指導では、本人に判断能力・責任能力があるわけですから、これとは全く状況が異なります。高ストレス者への面接指導の目的は、対象者がより良くストレスに対処できるように支援することです。面接指導の目的は「ご本人のための支援」なのだと明確に言ってあげたうえで、情報の守秘については丁寧に説明してください。

　高ストレス者への面接指導は、本人が事業者へ申し出ることによって行いますが、場合によっては、本人がその申出を取り下げ、相談対応として行っていくのもよいと思います。この場合には、事業者に対する報告の義務はなくなります。

## Q5 いきなり「職場をどうにかして」と切り出す場合、困ります。どうすればよいですか？

**A** 　面接指導のはじめに対象者が、自分の主張を一度に述べてくる場合があります。こういう場合には、落ち着いて、以下のように話を全体的に聞くようにしてください。

　「いろいろなお考えがあるのですね。よくわかりました。あなたのお話について、いきなり産業医が指示をする権限はありません。しかし、あなたのお考えについて上司や人事の方と一緒に話し合いをするように提案することは可能です。ではまず、全般的にお話をよく聞かせてください。」

## Q6 「異動させるよう言ってもらえないか」と言われた場合、どう考えればよいですか？

**A** 　対象者から異動についての強い要求があった場合は、「あなたの話はよくわかります。産業医だけではそのことについて指示する権限がありません。しかし、あなたのお考えについて上司、あるいは場合によっては人事の方などと一緒に、話し合いを

するように提案することはできます。そこで一緒に話し合いませんか」と呼びかけてください。これに本人が応じなければ話は前に進みませんが、本人が応じる場合は、話し合いを行います。職場の状況についての本人の言い分と上司の見方に食い違いがある場合もあります。上司などを含めた面接では、本人には本人の言い分を述べてもらい、上司には上司の見方を根拠を示しながら話してもらってください。

人事に関するような要求については、事業者として対応できることと対応できないことがありますので、そういった人事処遇上の限界については人事担当者から説明してもらってください。そのうえで、本人の言い分、上司の見方、人事担当者からの説明、産業医の配慮について、4者で一緒に話し合って結論を決められれば、本人のために十分な支援をしたことになります。

本人の要求が強い場合でも、「今日この場で私（産業医）とあなた（本人）の間だけで問題を解決することはできないのです。しかし、日を改めて、場を改めて話し合いをすることはできますので、一緒に考えませんか？」と提案すれば、産業医の責務を果たしたことになります。

## Q7 治療提案や職場への介入提案などに同意しない場合、責務を果たすには何が必要ですか？

**A** 治療や職場への介入について産業医が勧める場合には、それなりの根拠があります。ですから、「今日のお話を聞いて、こうこうこういうことがあったので、治療が必要だと思ったのです」、あるいは「職場にこういうふうにお伝えしたほうがよいと思ったのです」と、その根拠を説明してください。

それでも対象者が「必要ありません」と言う場合には、「では、あなたがおっしゃるとおり、これ以上治療をお勧めしませんし、職場にもお伝えしません。もし、状態が悪化したら受診してください。あるいは、また相談に来てください」と指示して、このやりとりについて記録に残せば、産業医の責務を果たしたことになります。

対象者が治療を拒否しているが産業医として心配なことがある場合には、「フォローさせてください」と提案してください。対象者がその提案を断る場合は、フォローアップはできません。しかし、フォローアップを提案し、対象者がそれを拒否したことを記録に残せば、産業医が責務を果たしたことの根拠になります。

フォローアップを断られた場合は、「わかりました。それでは、こちらからはお声がけをしませんが、もしあなたのほうで必要なこと、私（産業医）が役に立つと思われることがあった場合には、いつでも声をかけてください」と伝え、対象者に対し「ドアはいつでも開いています」という意思を見せ、それを記録に残せば、産業医としての責務を果たしたことになります。

## Q8 「自分ではなく周りが変わってほしい」と強く言われた場合、どうすればよいですか？

**A** 自分が困っているのに、それに対する対応策が全く思い浮かばないというのは、少し依存的な印象を与えます。こういった場合、まずは「大丈夫です」と対象者に伝えて、安心させてください。そのうえで「一緒に考えましょう」と言ってください。「一緒に考えましょう」という働きかけは「産業医があなたを助けますよ」という意味であり、かつ「あなたも一緒に考えてください」という呼びかけでもあります。

## Q9 「性格チェックシートの結果に納得できない」と言う場合、どう話せばよいですか？

**A** 性格検査などについて、本人が検査結果に納得しきれないという場合があります。こういった場合は、「わかりました。チェックシートの結果が、あなた自身の思いとは違うところがあるのですね。ただ一般論として、人間の性格には自分が気がついていない部分がありますので、これはお手元に持っていただいて何かの参考にしていただく分には、よろしいと思います」と説明してください。

## Q10 業務外、プライベートでのストレスについて延々と話す場合、どうすればよいですか？

**A** 対象者がプライベートなことについてのいろいろ悩み事を話してくる場合は、「産業医である私があなたの悩み事の相談にのってあげることはできませんが、あなたの悩み事に役に立つカウンセラーなどの情報は持っています。ですから、ご希望があれば、ぜひお知らせください」と説明してください。

## Q11 最初に肯定した内容を後で否定・修正する場合があります。どう対応すればよいですか？

**A** 　まれに、本人が前に言ったことを、あとで否定する場合があります。このときもあわてる必要は全くなく、「わかりました。私のほうで聞き違いをしていたのかもしれません。それではひとつひとつ確認させてください」と伝えて項目をひとつひとつ確認し、本人が言うことをメモに書いて、「これで間違いないですね」というふうに尋ねて本人の発言を確定して、「では、これに基づいて、こういうふうにしていきましょう」と話を進めていけば問題ありません。


## Q12 報告書・意見書の作成でより慎重さが必要だと思った場合、どんな方法がありますか？

**A** 　初めて面接指導を受ける対象者であれば、その面接指導の内容だけで報告書・意見書を作成しなくてはなりませんが、過去にも高ストレス状況があった対象者の場合には、「今回の面接内容で報告書・意見書を作成することになりますが、今日の内容ではこんな感じですね。ただ、慎重を期せば、私のほうで過去の報告書・意見書の内容を確認させていただいて、もしよろしければもう1回、フォローアップの面談をさせていただいて、そのうえで報告書・意見書を作成するようにしたいと思いますが、いかがでしょうか」と、過去の報告書・意見書についての確認を持ちかけることもよいでしょう。


## Q13 判断や対応に難しさを感じたとき、産業医の責務を全うするにはどうすればよいですか？

**A** 　産業医は、面接指導に関する複雑なことすべてを自分1人で解決する必要はありません。業務について判断が難しいことを持ちかけられた場合は、「わかりました。では、上司や人事の方と一緒に面談しましょう」と提案すれば大丈夫です。プライベートな悩みを持ち出されたら、「専門医とかカウンセリング機関とか、あるいはご自分で勉強できるサイトの情報などを差し上げます」と説明すれば大丈夫です。その他、何にせよ、「この状況は心配だな」と思うことがあったら「フォローアップの面談をさせてください」と提案すれば大丈夫です。

　このように、対象者の要求に対する交通整理をすれば、産業医の責務は全うされます。

巻 末 資 料

# 高ストレス者対応・判定・面接指導で利用できるチェックシート

## ■ 本書に掲載しているもの

● 本書に掲載している以下のチェックシートは、
右のコードよりダウンロードしてご利用いただけます。

---

**様式1** **高ストレス者性格チェックシート** ⇒ P9

---

**様式2** **高ストレス者性格チェックシート・判定表** ⇒ P14

　高ストレス者として選定された人が、回答することで、ストレスを受けやすい性格傾向にあるかどうかをチェックできるシート（様式1）。面接指導・相談対応非希望者に対し、判定表（様式2）を参考に自身の性格傾向を把握して対応を図るよう促せます。

---

**様式3** **体調チェックシート** ⇒ P18

　医師による面接指導、産業保健スタッフによる相談対応を行う前に対象者に記入してもらい、体調を評価するためのシート。フォローアップ面接の際にも利用できます。

---

**様式4** **面接の流れチェックシート** ⇒ P24

　医師による面接指導の流れの基本をまとめたシート。面接全体の流れの確認に使えます。

---

**様式5** **面接用事前記入シート** ⇒ P26

　医師による相談指導の前に対象者に記入してもらうシート。職場での残業など勤務状況、食生活や睡眠などの生活習慣、現病歴・既往歴やその治療状況などが把握できます。

---

**様式6** **業務状況シート** ⇒ P27

　医師による相談指導の前に対象者の上司に記入を依頼するシート。フォローアップ面接でも利用可能。上司からみた対象者の健康状態、作業状況などがわかります。

---

**様式7** **抑うつ症状の確認シート** ⇒ P35

　ストレスチェックでのストレスプロフィールで抑うつ感 が「高い／多い」「やや高い／多い」、または職業性ストレス簡易調査票の「よく眠れない」にチェックがある場合に使います。

---

**様式8-1,2** **面接指導結果報告書・就業上の措置に係る意見書**

　以下のとおり記入例も用意していますので、参考にしてください。
　　※8-1 専属産業医の経験が20年以上の日本産業衛生学会指導医の記入例 ⇒ P46
　　※8-2 精神科専門医で嘱託産業医歴が20年以上の医師の記入例 ⇒ P47
　　※8-3 記入用

---

**様式9** **生活記録表（行動記録表）** ⇒ P49

　フォローアップ面接の前に対象者に事前に記入してもらうシート。ある程度のスパンで生活リズムなどが確認できるよう、2週間分程度は書いてもらうとよいでしょう。

# 動画紹介 —「高ストレス者に対する医師による面接指導マニュアル」

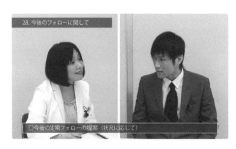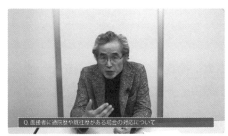

この動画は、医師が高ストレス者に面接指導を行う際の方法や留意点を自主学習するために作られています。本書で学んだ知識やノウハウをもとに、実践をよりイメージし、学ぶのに役立ちます。動画は、以下の3部構成となっています。

**第1部**　ある高ストレス者への面接指導

　産業医役と対象者役が面接指導のシーンを実演。自己紹介、面接指導の目的や内容の説明に始まり、過去の高ストレス状況の確認や今回のストレスチェック結果の振り返り、話し合いや提案などを経て報告書・意見書の内容と今後の確認まで、画面下側に確認事項なども表示され、面接指導の進め方がイメージでき、学べるようになっています。

**第2部**　ある高ストレス者への面接指導で"対象者が異なる反応をした"場合への対処

　例えば、対象者が面接指導の結果についてどんな情報が事業者側に伝わるのかを聞いてきた場合、ストレスを改善するための対象者自身の考えを聞いて、返答が異動の要望だった場合など、第1部での実演とは異なる反応を対象者が示した場合の対応方法を学べます。

**第3部**　面接指導の際の留意点に関する解説

　情報の守秘性と個人情報の取り扱い、対象者に通院歴や既往歴がある場合の対応、対象者に「病気扱いされたくないから、定期面接やフォローアップも受けたくない」と言われた場合など、Q＆A方式で、面接指導の際に留意すべきと考えられる事項や具体的な方法について、詳しく学べます。

　初めて高ストレス者への面接指導を学ぶ方なら、最初から順にご視聴いただくとよいでしょう。面接指導の一連の流れ、面接指導において確認すべき事項を包括的に学べます。面接指導時の留意点を確認したい方は、第3部をご視聴いただくとよいでしょう。

**動画作成者**　梶木繁之（株式会社産業保健コンサルティングアルク 代表取締役）、秋山剛（NTT 東日本関東病院精神神経科 部長）、森田哲也（株式会社リコー グループ総括産業医）、江口尚（産業医科大学産業生態科学研究所 教授）、井上彰臣（産業医科大学 IR 推進センター 准教授）、小島健一（鳥飼総合法律事務所 パートナー弁護士）、堤 明純（北里大学医学部 教授）

※ この動画は、厚生労働省サイトでの『医学的知見に基づくストレスチェック制度の高ストレス者に対する適切な面接指導実施のためのマニュアル　2021 年 9 月版』掲載にあたって制作された動画です。

# 高ストレス者への医師による面接指導

○ 労働安全衛生法（昭和47年法律第57条）（抄）

（心理的な負担の程度を把握するための検査等）

**第66条の10**　事業者は、労働者に対し、厚生労働省令で定めるところにより、医師、保健師その他の厚生労働省令で定める者（以下この条において「医師等」という。）による心理的な負担の程度を把握するための検査を行わなければならない。

**2**　事業者は、前項の規定により行う検査を受けた労働者に対し、厚生労働省令で定めるところにより、当該検査を行つた医師等から当該検査の結果が通知されるようにしなければならない。この場合において、当該医師等は、あらかじめ当該検査を受けた労働者の同意を得ないで、当該労働者の検査の結果を事業者に提供してはならない。

**3**　事業者は、前項の規定による通知を受けた労働者であつて、心理的な負担の程度が労働者の健康の保持を考慮して厚生労働省令で定める要件に該当するものが医師による面接指導を受けることを希望する旨を申し出たときは、当該申出をした労働者に対し、厚生労働省令で定めるところにより、医師による面接指導を行わなければならない。この場合において、事業者は、労働者が当該申出をしたことを理由として、当該労働者に対し、不利益な取扱いをしてはならない。

**4**　事業者は、厚生労働省令で定めるところにより、前項の規定による面接指導の結果を記録しておかなければならない。

**5**　事業者は、第3項の規定による面接指導の結果に基づき、当該労働者の健康を保持するために必要な措置について、厚生労働省令で定めるところにより、医師の意見を聴かなければならない。

**6**　事業者は、前項の規定による医師の意見を勘案し、その必要があると認めるときは、当該労働者の実情を考慮して、就業場所の変更、作業の転換、労働時間の短縮、深夜業の回数の減少等の措置を講ずるほか、当該医師の意見の衛生委員会若しくは安全衛生委員会又は労働時間等設定改善委員会への報告その他の適切な措置を講じなければならない。

**7**　厚生労働大臣は、前項の規定により事業者が講ずべき措置の適切かつ有効な実施を図るため必要な指針を公表するものとする。

**8**　厚生労働大臣は、前項の指針を公表した場合において必要があると認めるときは、事業者又はその団体に対し、当該指針に関し必要な指導等を行うことができる。

**9**　国は、心理的な負担の程度が労働者の健康の保持に及ぼす影響に関する医師等に対する研修を実施するよう努めるとともに、第2項の規定により通知された検査の結果を利用する労働者に対する健康相談の実施その他の当該労働者の健康の保持増進を図ることを促進するための措置を講ずるよう努めるものとする。

## ■ 法的根拠 ②
# 裁量労働制

○ **労働基準法（昭和 22 年 4 月 7 日法律第 49 号）（抄）**

**第 38 条の 3**　使用者が、当該事業場に、労働者の過半数で組織する労働組合があるとき
はその労働組合、労働者の過半数で組織する労働組合がないときは労働者の過半数を
代表する者との書面による協定により、次に掲げる事項を定めた場合において、労働
者を第一号に掲げる業務に就かせたときは、当該労働者は、厚生労働省令で定めると
ころにより、第二号に掲げる時間労働したものとみなす。

　一　業務の性質上その遂行の方法を大幅に当該業務に従事する労働者の裁量にゆだねる
　　必要があるため、当該業務の遂行の手段及び時間配分の決定等に関し使用者が具体的
　　な指示をすることが困難なものとして厚生労働省令で定める業務のうち、労働者に就
　　かせることとする業務（以下この条において「対象業務」という。）

　二　対象業務に従事する労働者の労働時間として算定される時間

　三　対象業務の遂行の手段及び時間配分の決定等に関し、当該対象業務に従事する労働
　　者に対し使用者が具体的な指示をしないこと。

　四　対象業務に従事する労働者の労働時間の状況に応じた当該労働者の健康及び福祉を
　　確保するための措置を当該協定で定めるところにより使用者が講ずること。

　五　対象業務に従事する労働者からの苦情の処理に関する措置を当該協定で定めるとこ
　　ろにより使用者が講ずること。

　六　前各号に掲げるもののほか、厚生労働省令で定める事項

②　前条第 3 項の規定は、前項の協定について準用する。

**第 38 条の 4**　賃金、労働時間その他の当該事業場における労働条件に関する事項を調査
審議し、事業主に対し当該事項について意見を述べることを目的とする委員会（使用
者及び当該事業場の労働者を代表する者を構成員とするものに限る。）が設置された事
業場において、当該委員会がその委員の 5 分の 4 以上の多数による議決により次に掲
げる事項に関する決議をし、かつ、使用者が、厚生労働省令で定めるところにより当
該決議を行政官庁に届け出た場合において、第二号に掲げる労働者の範囲に属する労
働者を当該事業場における第一号に掲げる業務に就かせたときは、当該労働者は、厚
生労働省令で定めるところにより、第三号に掲げる時間労働したものとみなす。

　一　事業の運営に関する事項についての企画、立案、調査及び分析の業務であつて、当
　　該業務の性質上これを適切に遂行するにはその遂行の方法を大幅に労働者の裁量に委
　　ねる必要があるため、当該業務の遂行の手段及び時間配分の決定等に関し使用者が具
　　体的な指示をしないこととする業務（以下この条において「対象業務」という。）

　二　対象業務を適切に遂行するための知識、経験等を有する労働者であつて、当該対象

業務に就かせたときは当該決議で定める時間労働したものとみなされることとなるものの範囲

三　対象業務に従事する前号に掲げる労働者の範囲に属する労働者の労働時間として算定される時間

四　対象業務に従事する第二号に掲げる労働者の範囲に属する労働者の労働時間の状況に応じた当該労働者の健康及び福祉を確保するための措置を当該決議で定めるところにより使用者が講ずること。

五　対象業務に従事する第二号に掲げる労働者の範囲に属する労働者からの苦情の処理に関する措置を当該決議で定めるところにより使用者が講ずること。

六　使用者は、この項の規定により第二号に掲げる労働者の範囲に属する労働者を対象業務に就かせたときは第三号に掲げる時間労働したものとみなすことについて当該労働者の同意を得なければならないこと及び当該同意をしなかつた当該労働者に対して解雇その他不利益な取扱いをしてはならないこと。

七　前各号に掲げるもののほか、厚生労働省令で定める事項

②　前項の委員会は、次の各号に適合するものでなければならない。

一　当該委員会の委員の半数については、当該事業場に、労働者の過半数で組織する労働組合がある場合においてはその労働組合、労働者の過半数で組織する労働組合がない場合においては労働者の過半数を代表する者に厚生労働省令で定めるところにより任期を定めて指名されていること。

二　当該委員会の議事について、厚生労働省令で定めるところにより、議事録が作成され、かつ、保存されるとともに、当該事業場の労働者に対する周知が図られていること。

三　前二号に掲げるもののほか、厚生労働省令で定める要件

③　厚生労働大臣は、対象業務に従事する労働者の適正な労働条件の確保を図るために、労働政策審議会の意見を聴いて、第1項各号に掲げる事項その他同項の委員会が決議する事項について指針を定め、これを公表するものとする。

④　第1項の規定による届出をした使用者は、厚生労働省令で定めるところにより、定期的に、同項第四号に規定する措置の実施状況を行政官庁に報告しなければならない。

⑤　第1項の委員会においてその委員の5分の4以上の多数による議決により第32条の2第1項、第32条の3第1項、第32条の4第1項及び第2項、第32条の5第1項、第34条第2項ただし書、第36条第1項、第2項及び第5項、第37条第3項、第38条の2第2項、前条第1項並びに次条第4項、第6項及び第9項ただし書に規定する事項について決議が行われた場合における第32条の2第1項、第32条の3第1項、第32条の4第1項から第3項まで、第32条の5第1項、第34条第2項ただし書、第36条、第37条第3項、第38条の2第2項、前条第1項並びに次条第4項、第6項及び第9項ただし書の規定の適用については、第32条の2第1項中「協定」とあるのは「協定若しくは第38条の4第1項に規定する委員

会の決議（第 106 条第 1 項を除き、以下「決議」という。）」と、第 32 条の 3 第 1 項、第 32 条の 4 第 1 項から第 3 項まで、第 32 条の 5 第 1 項、第 34 条第 2 項ただし書、第 36 条第 2 項及び第 5 項から第 7 項まで、第 37 条第 3 項、第 38 条の 2 第 2 項、前条第 1 項並びに次条第 4 項、第 6 項及び第 9 項ただし書中「協定」とあるのは「協定又は決議」と、第 32 条の 4 第 2 項中「同意を得て」とあるのは「同意を得て、又は決議に基づき」と、第 36 条第 1 項中「届け出た場合」とあるのは「届け出た場合又は決議を行政官庁に届け出た場合」と、「その協定」とあるのは「その協定又は決議」と、同条第 8 項中「又は労働者の過半数を代表する者」とあるのは「若しくは労働者の過半数を代表する者又は同項の決議をする委員」と、「当該協定」とあるのは「当該協定又は当該決議」と、同条第 9 項中「又は労働者の過半数を代表する者」とあるのは「若しくは労働者の過半数を代表する者又は同項の決議をする委員」とする。

## ストレスチェック後の面接指導に関する法律
（対象となる労働者、実施方法、確認事項、記録の作成、医師からの意見聴取
それぞれについての規定）

○ 労働安全衛生規則第 52 条 15 〜 19
**（面接指導の対象となる労働者の要件）**

**第 52 条の 14** 法第 66 条の 10 第 3 項の厚生労働省令で定める要件は、検査の結果、
心理的な負担の程度が高い者であつて、同項に規定する面接指導（以下この節におい
て「面接指導」という。）を受ける必要があると当該検査を行つた医師等が認めたもの
であることとする。

**（面接指導の実施方法等）**

**第 52 条の 16** 法第 66 条の 10 第 3 項の規定による申出（以下この条及び次条にお
いて「申出」という。）は、前条の要件に該当する労働者が検査の結果の通知を受けた後、
遅滞なく行うものとする。

**2** 事業者は、前条の要件に該当する労働者から申出があつたときは、遅滞なく、面接指
導を行わなければならない。

**3** 検査を行つた医師等は、前条の要件に該当する労働者に対して、申出を行うよう勧奨
することができる。

**（面接指導における確認事項）**

**第 52 条の 17** 医師は、面接指導を行うに当たつては、申出を行つた労働者に対し、第
52 条の 9 各号に掲げる事項のほか、次に掲げる事項について確認を行うものとする。

一 当該労働者の勤務の状況

二 当該労働者の心理的な負担の状況

三 前号に掲げるもののほか、当該労働者の心身の状況

**（面接指導結果の記録の作成）**

**第 52 条の 18** 事業者は、面接指導の結果に基づき、当該面接指導の結果の記録を作成
して、これを 5 年間保存しなければならない。

**2** 前項の記録は、前条各号に掲げる事項のほか、次に掲げる事項を記載したものでなけ
ればならない。

一 実施年月日

二 当該労働者の氏名

三 面接指導を行つた医師の氏名

四 法第 66 条の 10 第 5 項の規定による医師の意見

**（面接指導の結果についての医師からの意見聴取）**

**第 52 条の 19** 面接指導の結果に基づく法第 66 条の 10 第 5 項の規定による医師か
らの意見聴取は、面接指導が行われた後、遅滞なく行わなければならない。

■ 法的根拠 ④
## 面接指導の実施方法等に関する指針

○ 心理的な負担の程度を把握するための検査及び面接指導の実施並びに面接指導結果に基づき事業者が講ずべき措置に関する指針（改正　平成30年8月22日）

### 8　面接指導の実施方法等

（1）面接指導の対象労働者の要件

規則第52条の15の規定に基づき、事業者は、上記7（1）ウ（イ）に掲げる方法により高ストレス者として選定された者であって、面接指導を受ける必要があると実施者が認めた者に対して、労働者からの申出に応じて医師による面接指導を実施しなければならない。

（2）対象労働者の要件の確認方法

事業者は、労働者から面接指導の申出があったときは、当該労働者が面接指導の対象となる者かどうかを確認するため、当該労働者からストレスチェック結果を提出させる方法のほか、実施者に当該労働者の要件への該当の有無を確認する方法によることができるものとする。

（3）実施方法

面接指導を実施する医師は、規則第52条の17の規定に基づき、面接指導において次に掲げる事項について確認するものとする。

① 当該労働者の勤務の状況（職場における当該労働者の心理的な負担の原因及び職場における他の労働者による当該労働者への支援の状況を含む。）

② 当該労働者の心理的な負担の状況

③ ②のほか、当該労働者の心身の状況

なお、事業者は、当該労働者の勤務の状況及び職場環境等を勘案した適切な面接指導が行われるよう、あらかじめ、面接指導を実施する医師に対して当該労働者に関する労働時間、労働密度、深夜業の回数及び時間数、作業態様並びに作業負荷の状況等の勤務の状況並びに職場環境等に関する情報を提供するものとする。

（4）面接指導の結果についての医師からの意見の聴取

法第66条の10第5項の規定に基づき、事業者が医師から必要な措置についての意見を聴くに当たっては、面接指導実施後遅滞なく、就業上の措置の必要性の有無及び講ずべき措置の内容その他の必要な措置に関する意見を聴くものとする。具体的には、次に掲げる事項を含むものとする。

ア　下表に基づく就業区分及びその内容に関する医師の判断

| 就業区分 | | 就業状の措置の内容 |
|---|---|---|
| 区分 | 内容 | |
| 通常勤務 | 通常の勤務でよいもの | － |

| | | |
|---|---|---|
| 就業制限 | 勤務に制限を加える必要のあるもの | メンタルヘルス不調を未然に防止するため、労働時間の短縮、出張の制限、時間外労働の制限、労働負荷の制限、作業の転換、就業場所の変更、深夜業の回数の減少又は昼間勤務への転換等の措置を講じる。 |
| 要休業 | 勤務を休む必要のあるもの | 療養等のため、休暇又は休職等により一定期間勤務させない措置を講じる。 |

　イ　必要に応じ、職場環境の改善に関する意見

（5）就業上の措置の決定及び実施

　　法第66条の10第6項の規定に基づき、事業者が労働者に対して面接指導の結果に基づく就業上の措置を決定する場合には、あらかじめ当該労働者の意見を聴き、十分な話し合いを通じてその労働者の了解が得られるよう努めるとともに、労働者に対する不利益な取扱いにつながらないように留意しなければならないものとする。なお、労働者の意見を聴くに当たっては、必要に応じて、当該事業場の産業医等の同席の下に行うことが適当である。

　　事業者は、就業上の措置を実施し、又は当該措置の変更若しくは解除をしようとするに当たっては、当該事業場の産業医等と他の産業保健スタッフとの連携はもちろんのこと、当該事業場の健康管理部門及び人事労務管理部門の連携にも十分留意する必要がある。また、就業上の措置の実施に当たっては、特に労働者の勤務する職場の管理監督者の理解を得ることが不可欠であることから、事業者は、プライバシーに配慮しつつ、当該管理監督者に対し、就業上の措置の目的及び内容等について理解が得られるよう必要な説明を行うことが適当である。

　　また、就業上の措置を講じた後、ストレス状態の改善が見られた場合には、当該事業場の産業医等の意見を聴いた上で、通常の勤務に戻す等適切な措置を講ずる必要がある。

（6）結果の記録及び保存

　　規則第52条の18第2項の規定に基づき、事業者は、面接指導の結果に基づき、次に掲げる事項を記載した記録を作成し、これを5年間保存しなければならない。なお、面接指導結果の記録の保存について、電磁的記録による保存を行う場合は、7（5）の電磁的記録による保存を行う場合の取扱いと同様とする。

　　①　面接指導の実施年月日

　　②　当該労働者の氏名

　　③　面接指導を行った医師の氏名

　　④　当該労働者の勤務の状況

　　⑤　当該労働者の心理的な負担の状況

　　⑥　その他の当該労働者の心身の状況

　　⑦　当該労働者の健康を保持するために必要な措置についての医師の意見

## ■ 基礎知識 ①

### ▶ NIOSH 職業性ストレスモデル

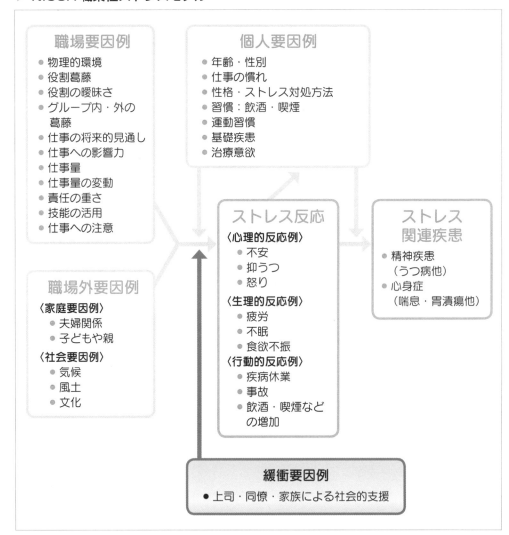

出典：NIOSH（アメリカ国立労働安全衛生研究所）職業ストレスモデルを一部改変して作成

　厚生労働省がストレスチェックでの利用を推奨している「職業性ストレス簡易調査票」
は、「NIOSH 職業性ストレスモデル」に基づいて開発されています。このモデルでは、「職
場要因」や「職場外要因」に挙げられている様々なストレス要因が、心理的反応や生理的
反応などの「ストレス反応」、ひいては精神疾患や心身症などの「ストレス関連疾患」を
引き起こすことが示されています。また、同じストレス要因に曝されていても、「個人要因」
や「緩衝要因」に挙げられている様々な要因によって、ストレス反応の現れやすさに個人

差が生じることも示されています。このうち、職業性ストレス簡易調査票では、職場要因（領域A）、ストレス反応（領域B）、緩衝要因（領域C）の3領域をカバーしています。面接指導では、これらの3領域について、ストレスチェック結果を振り返るとともに、その他の領域（個人要因、ストレス関連疾患、職場外要因）については、様式1「高ストレス者性格チェックシート」（➡P9）、様式3「体調チェックシート」（➡P18）、様式5「面接用事前記入シート」（➡P26）、様式7「抑うつ症状の確認シート」（➡P35）などを活用しながら対象者の状況を確認することで、対象者が置かれている現状や課題、利用可能な資源などをより網羅的に把握することができるでしょう。

### ■ 基礎知識 ②

#### ▶ ストレス関連疾患（心身症）

| 部位 | 主な疾病 |
|---|---|
| 部位 | 主な症状 |
| 呼吸器系 | 気管支喘息，過喚起症候群 |
| 循環器系 | 本態性高血圧症，冠動脈疾患（狭心症，心筋梗塞） |
| 消化器系 | 胃・十二指腸潰瘍，過敏性腸症候群，潰瘍性大腸炎，心因性嘔吐 |
| 内分泌・代謝系 | 単純性肥満症，糖尿病 |
| 神経・筋肉系 | 筋収縮性頭痛，痙性斜頸，書痙 |
| 皮膚科領域 | 慢性蕁麻疹，アトピー性皮膚炎，円形脱毛症 |
| 整形外科領域 | 慢性関節リウマチ，腰痛症 |
| 泌尿・生殖器系 | 夜尿症，心因性インポテンス |
| 眼科領域 | 眼精疲労，本態性眼瞼痙攣 |
| 耳鼻咽喉科領域 | メニエール病 |

※ 日本心身医学会教育研修委員会編「心身医学の新しい診療指針」（『心身医』1991 年 10 月）
をもとに作成

### ■ 基礎知識 ③

#### ▶ 就業制限や医療機関紹介の必要性をうかがわせる症状や状態

◎ めまい、ふらつき、嘔気、冷感、微熱等の自律神経症状が強い。
◎ 倦怠感や慢性疲労感が強く、労働意欲の喪失傾向がみられる。
◎ うつ病や不安障害等の精神疾患が疑われる。
◎ うつ状態や睡眠障害が強く、日常業務の遂行に支障をきたしている。
◎ 自殺念慮が認められる。
◎ 持病や寛解していた疾患が悪化している。
◎ 業務はどうにかできているものの、日常生活上に支障をきたし始めている。
・掃除や洗濯をしないまたは頻度が減っている。
・食事は自炊から外食・中食に変わっている。
・子どもと接するときにイライラしやすくなったり怒りっぽくなった（子どがいる
人の場合）。

など

「長時間労働医師への健康確保措置に関するマニュアル（改訂版）」（厚生労働科学特別研究
事業、2023 年 10 月）を改変

▶ 労働時間以外の労働に関する負荷要因（例）

| 就労態様 | | 負荷の程度を評価する視点 |
|---|---|---|
| 不規則な勤務<br>→トラック運転手、警備員、医療スタッフ、記者など | | 予定された業務スケジュールの変更の頻度・程度、・事前の通知状況、の予測の度合、業務内容の変更の程度等 |
| 拘束時間の長い勤務 | | 拘束時間数、実労働時間数、労働密度（実作業時間と手待時間との割合等）、業務内容、休憩・仮眠時間数、休憩・仮眠施設の状況（広さ、空調、騒音等）等 |
| 出張の多い業務 | | 出張中の業務内容、出張（特に時差のある海外出張）の頻度、交通手段、移動時間及び移動時間中の状況、宿泊の有無、宿泊施設の状況、出張中における睡眠を含む休憩・休息の状況、出張による疲労の回復状況等 |
| 交替制勤務・深夜勤務 | | 勤務シフトの変更の度合、勤務と次の勤務までの時間、交替制勤務における深夜時間帯の頻度等 |
| 人間関係のストレスが多い業務 | | 労働者のストレスの内容の中で最も多い回答項目だが、自分が感じている具体的内容を聞く。 |
| 作業環境 | 温度環境 | 寒冷の程度、防寒衣類の着用の状況、一連続作業時間中の採暖の状況、暑熱と寒冷との交互のばく露の状況、激しい温度差がある場所への出入りの頻度等 |
| | 騒音 | おおむね 80dB を超える騒音の程度、そのばく露時間・期間、防音保護具の着用の状況等 |
| | 時差 | 5 時間を超える時差の程度、時差を伴う移動の頻度等 |
| 精神的緊張を伴う業務 | | 【日常的に精神的緊張を伴う業務】<br>　業務量、就労期間、経験、適応能力、会社の支援等<br>【発症に近接した時期における精神的緊張を伴う業務に関連する出来事】<br>　出来事（事故、事件等）の大きさ、損害の程度等 |

「脳・心臓疾患の認定基準に関する専門検討会報告書」（厚生労働省、2001 年 11 月）を改変

■［編 著 者］

堤　　明純（北里大学医学部 教授）


■［著　　者］　※50音順

秋山　　剛（NTT 東日本関東病院精神神経科 部長）

井上　彰臣（産業医科大学 IR 推進センター 准教授）

江口　　尚（産業医科大学 産業生態科学研究所 産業精神保健学研究室 教授）

梶木　繁之（株式会社産業保健コンサルティングアルク 代表取締役）

森田　哲也（株式会社リコー グループ総括産業医）


■［研究協力者］　※50音順

小島　健一（鳥飼総合法律事務所 パートナー弁護士）

田原　裕之（株式会社スクウェア・エニックス 統括産業医）

増田　将史（イオン株式会社 人事企画部 イオングループ総括産業医）

**医師による面接指導マニュアル1**
**高ストレス者編**

2024年3月28日　初版　　　　　　　　定価(本体2,000円+税)

編 著 者　　堤　明純
編集発行人　井上　真
発 行 所　　公益財団法人 産業医学振興財団
　　　　　　〒101-0048　東京都千代田区神田司町2-2-11新倉ビル
　　　　　　TEL 03-3525-8291 FAX 03-5209-1020
　　　　　　URL https://www.zsisz.or.jp
印 刷 所　　一誠堂株式会社